U0085233

醫學系在幹嘛？

笑中帶淚的超狂醫界人生

蓋瑞醫師 著

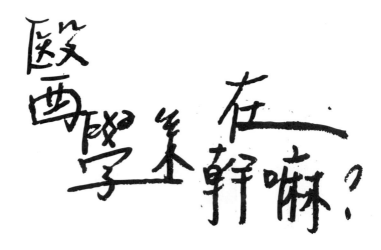

我也是蓋瑞鐵粉

幾年前，我和好友蓋瑞一同在神經外科病房實習，幾週的實習結束後，蓋瑞在臉書上發表了我們遇到的事情，關於病患家屬向護理站大喊帥哥醫師後，每個實習醫師都想搶著當這帥哥的小插曲，瞬間一夕爆紅。當時為了保護當事人的隱私，他幫我取了皮卡昌這個稱號。

當下我也沒意識到，皮卡昌這個名字竟然會陪伴我走過實習生涯，自此在我的人生陰魂不散，甚至有人已經忘了我的本名。

從那之後，每半個月就會有一篇新文章誕生，剛開始在路上遇到同學，會被揶揄：「你是那個花椰菜頭皮卡昌嗎？」到後來，遇到學長姐或學弟妹時，發現他們竟然劈頭就問說：「你難道是那個怪奇花椰菜頭皮卡昌？」最後，甚至連猥瑣花椰菜頭變態皮卡昌都出現了。

隨著稱號愈來愈長，連非台大醫院圈內的國、高中同學都跑來詢問我關於我們的故事，我才驚覺不妙，這個蓋瑞到底都把我寫成什麼樣子？於是，我也開始每天追蹤粉絲專頁，想看看到底皮卡昌又做了哪些蠢事。故事的內容不外乎是我們一到七年級發生的大小事，從大三必修的寄生蟲學、解剖課，到大五大六所見習的科別，乃至於實習階段的生活點滴。與鐵甲詠、鯉余王及肥宅蓋瑞同組的那年，我們確實創造了許多充滿記憶點的趣事，不管是與學長姐及老師的鬥智，或是與病人的各種進退，那些趣事透過蓋瑞詼諧的筆法，總能讓人再次身歷其境而會心一笑，許多有特色的老師，以及許多其他科系無法接觸到的授課內容，都能透過文章引起共鳴。

這本書不僅僅是紀錄了大家成長的過程，也是許多台大醫學系的同學共同的記憶，像是在宿舍四處拼蛙骨，在當時可是每年都登上 PTT 論壇的惡名。而書中的文字，也能讓醫療圈以外的人能夠用有趣的途徑來了解醫學生的生活，醫學生在成長過程中所遭遇的點點滴滴，並非大家想的都只有讀書而已，檯面下藏著許多精彩的過程。

畢業了，大家各自走向不同的道路，有人繼續畢業後一般醫學的訓練，有人去還一年的兵役，也有人選擇讓自己沉澱一年，但不變的是大家過往一起經歷的求學生涯，希望大家能透過這本書看到不同以往的醫學生活。

最後，皮卡昌只是一個長得比木村拓哉差一點的平凡人，書中誇大了他的表現，他並不猥瑣。

皮卡昌

無可取代的七年

大學放榜後，一打開電視，新聞正大幅報導著未來同學們的故事，一則則新聞看過去後，心中開始覺得不妙。

大學同學們有跳級生、有各地區高中萬年第一、橫掃國外獎學金和競賽的天才，然而不幸的是，在這批優秀的人中，摻雜了意外一起擠進窄門的我。一想到在未來，無論是課業、臨床實習還有生活大小事中，伴我左右的八成會是這些一身光環的超級學霸，我的背後冷汗直流。

糟糕，在這樣的競爭下，雞立鶴群的我能成功畢業嗎？

如今再次回首，我何其有幸當時進入了醫學系，和有趣的夥伴們一起度過了生命中最豐富美好的七年，填志願時無比忐忑，畢業後卻無盡思念。

高中時預設的激烈競爭、學習時的緊繃與壓力，幾乎不曾出現過，最出乎我意料的是班上同學們的兼容並蓄，除了讀書外，大家以各自獨特的人生哲理，在課業外過著豐富精彩的生活。

PREFACE

作者序

一開始寫作只是單純的在社群網站上，記錄我和夥伴們醫學系生活中遇到的趣事，一陣子後，開始得到非醫界朋友的回饋，他們覺得醫學系的生態、學習過程甚至是八卦，都比想像中有趣許多，各式各樣的問題也如雪花般飛來。

「欸，蓋瑞，你們拼蛙骨那個實驗到底是怎麼處理青蛙的？」

「上解剖課會不會很怕看到血啊？」

「上次聽說有醫學系的在學校裸奔被抓到，是你們班的嗎？讀書讀到起肖？」

醫學系的生活，對於非本科系的人來講很難一窺究竟，分成了許多個階段，一開始和多數大學生一樣上著共同必修和通識課程們，之後則漸漸朝醫學領域去學習與實作，而到了大五後，則會直接到醫院去接觸病人……就像是哈利波特的魔法學校一樣，每個年級都有相對應的學習課題，歡笑與苦澀。

朋友的這些問題，有許多也是我在讀醫學系前曾經好奇的，也因此，我開始把文章放到公開平台上，讓有興趣的人都可以參考。

以一個職業來講，醫師的訓練過程有許多壓力與責任重擔，以工作型態來講，在醫院的工時並不算短。好加在，一路上我並不孤獨，陪伴我走這條路的夥伴們，為這充滿汗水與淚水的日子中帶來了許多歡笑。

特別要感謝剛進臨床時的小組成員，皮卡昌、鐵甲詠和鯉余王，多虧了他們，我們有了許多一般人不會經歷過的搞笑故事，也辛苦了他們，屢屢在我的故事版本中被我抹黑成丑角，尤其是皮卡昌。

而最後要感謝的，也是最重要的一位同學，我的老婆邦妮，一路扶持與鼓勵，永遠無從取代。

如果老天給每人一個無條件人生重來的選擇機會，我還是會再次選擇現在的人生，再次邂逅這批人，一起體驗這無可取代的七年，也歡迎大家來看我們一路走來的醫學系遊記。

蓋瑞醫師

CONTENTS

目錄

CHAPTER 1 醫界奇人

醫院裡的病人好朋友們、
神一般存在的醫界前輩，
以及一起朝醫龍之路邁進的同學們。

CHAPTER 2

醫界妙事

除了病人，這些事情也超級重要。

CHAPTER 3

如果你也想當醫生

你一定要知道，醫學系都在幹嘛！

BEFORE

我的隊友們

這本書中會不斷出現的角色們，也是我醫學系七年來的重要隊友，先請大家認識一下。

皮卡昌

頂著顯眼的花椰菜頭，自認為潮到爆炸，有著許多醫學系以外的生涯規畫，扣除掉性格變態猥瑣外，是個很好的人，出生至今持續單身，好人卡高速累積中，書內將有篇皮卡昌外傳，讓大家更了解他。

鐵甲詠

我從小的鄰居，國中一路到大學的十幾年同學，大多扮演被拉著一起做壞事，偶爾搞笑的角色，做事認真負責，手汗很多，每次揪團一定遲到。

鯉余王

存在感稍低的隊友，我甚至不確定他到底有沒有出現在這本書裡面，但他應該跟我們是同一組沒錯，有時候蠻好笑的，但笑一笑就忘了。

邦妮

我的老婆，人生的隊友，不過在臨床分組上不常被分配成我隊友，好險，因為她做事實在是龜毛又講究。

CHAPTER 1
醫界奇人

醫院裡的病人好朋友們、
神一般存在的醫界前輩，
以及一起朝醫龍之路邁進的同學們。

VOL.01

我的各種鯉魚同學們

小池塘裡的七年

大家一定都看過鯉魚，
在一個池塘爭奇鬥豔，有黑有白有彩色，
讀大學的第一天，我發現在我的池塘裡，
除了一堆花色漂亮的鯉魚外，竟然還有暴鯉龍……

對不是念醫學系的人來說，可能難以想像醫學系是怎麼樣的世界，那麼傳統的第一志願台大醫學系，讀起來到底是什麼感覺呢？就像是跟一堆大型鯉魚，在一個小小池塘裡一起游泳。其實，在開始大學生活前，多少就透過報紙認識這批特大號的鯉魚了。

殘酷現實的是，要能在讀書至上的台灣考上第一志願，大多數同學的家裡至少要能提供足夠的資源，並且小孩也要願意吸收、利用這些資源，才能在強調升學競爭的台灣脫穎而出。

當然，還是會有「不世出」的天才，儘管家裡提供的飼料和水草比別人少，但他天生就會是條大鯉魚，隨便吃都很大條。

鯉魚也有百百種

各地區高中的萬年第一名，不意外地考上了台大醫學系，這是典型的XL鯉魚。萬年第一名，外加從小熱愛運動或各種才藝，真是條花色漂亮的XL鯉魚。

來自某個鄉村小鎮，背負著爸爸媽媽叔叔伯伯阿姨哥哥姐姐的期待，寒窗苦讀考上第一志願，勵志型XL號鯉魚。

跳級的鯉魚，越級參加躍龍門大賽，不僅跳得不錯，講話應對還很成熟，潛力滿點的XL號錦鯉。

橫掃世界科學比賽金牌，不論在哪個學科都不只是全台灣最強，更是地球最強，XXL號狂爆鯉魚。

終極狂爆鯉魚，看日劇學日文通過檢定

最後一種狂爆鯉魚真的很浮誇，像我們這種人，即便努力也是絕對達不到那種境界的。他們什麼飼料都吃，就算餵他吃躲避球，他大概還是能吸收，並且告訴你躲避球該怎麼吃最美味，躲避球要怎麼吃才會讓自己長得壯。

隨手舉一個例子好了。大四國考結束後，照慣例都會舉辦畢業旅行，而大部分大學生能負擔的出國旅遊費用區間來看，地點大概就是日本、東南亞一帶。當時班上的狂爆鯉魚打算跟日本沖繩團，於是他在出發前幾個月開始看日劇，想說加減學點基本的日文。

勵志型鯉魚、潛力滿點的 XL 號錦鯉、地球最強 XXL 號狂爆鯉魚，醫學系裡的鯉魚也有百百種。

這種學日文方式，說真的如果不是狂爆鯉魚，大概會被酸到爆，就跟畢卡索晚期的畫是一樣的道理，我總覺得跟我小孩畫的有87分像，但畢卡索就是畢卡索，想怎麼任性都可以。

你看著附贈中文字幕的日劇，然後從來沒碰過日文，你跟我說你在學日文？乖乖把五十音背一背好嗎？

後來的畢業旅行，據說沒人會日文的沖繩團都靠著狂爆鯉魚熟練的操著「基本」的日文跟當地人溝通，一句中、英文都沒講，還能跟老闆閒話家常。

然後回國之後，順便把日文N1檢定考考過了，槓！他根本就是鯉魚之王，不對！是爆鯉龍！

一上了大學，這下可好，這再也不是以前高中時稱霸的那個小池塘了，身邊游著各式各樣的特大鯉魚，花色漂亮，甚至還有已經跳過龍門的狂爆鯉魚。

和他們一起游泳了七年，有什麼感受呢？記得畢業晚會的那天，看著身邊這些優秀的鯉魚特大號，我心中百感交集。

高中以前的畢業典禮，對我而言感觸都不深。小學讀的是學區內的小學，每兩年分一次班，大部分情況下友誼和緣份都是淡淡的，很難有深交。除此之外，當時屁孩如我，在學校想走的風格就是高冷酷酷風，所以我的畢業紀念冊不像班上其他女同學的，充滿各種簽名與留言。說穿了，就是個邊緣人，回過頭來看那整片空白的畢業紀念冊，不禁悲從中來。

國、高中就更殺了，在我那個年代，台灣到處充滿資優班，而我正是資優班的一員。資優班超殺的點就在於，國、高中同學幾乎都同一批人，就連上大學也是超過一半的人會讀台大，見面機會超級多的情況下，在畢業典禮上，連要感傷都有點困難。

各級鯉魚們，終須一別

不過，就在要離開台大醫學系這池塘的那一晚，回顧和鯉魚們一起游泳的七年，課業壓力、學業上同儕競爭，幾乎是沒有，畢竟過了競爭的高中生活後，一切的讀書學習都是對自己的負責，無愧於心就好。

在這裡，會遇到一拍即合的鯉魚，也可能只是點頭之交，但不論是哪一種，在同一個病房一起被壓榨過後，或多或少都有革命情感。不過，就算是最要好的鯉魚，在醫院大多也是聚少離多，在各自的病房奮鬥著。

而畢業的那一晚，鯉魚們分道揚鑣了。

有些鯉魚繼續留在池塘裡，儘管環境不好，水質差、水藻橫生，但他們仍兢兢業業地在醫學的池塘裡付出。

有些鯉魚到了太平洋的另一端，在那邊有更好的水草，有更多的機會，不過相對的也有著更激烈的競爭。

有些鯉魚的夢想不在池塘，他們一直想在天空翱翔，俯瞰大海，於是他們走向了創業，這截然不同的人生。

不論在池塘裡格格不入抑或是甘之如飴，鯉魚們都努力地爭取自己的一席之地。記得畢業那一晚，環顧四周，赫然發現將和許多人分別踏上愈走愈遠的路途，而且是趨近平行線的道路，就連宴席上坐在旁邊的皮卡昌，那張熟悉的猥瑣臉龐，竟然也多了些許的陌生。

不是每條鯉魚都想躍龍門

就以我的大學好友皮卡昌來說好了，皮卡昌這條鯉魚，最大的夢想是開間咖啡店，他還特別為此在學生時期到咖啡店當學徒，磨練自己泡咖啡的技術，在每個寒暑假，他都賣力的打著工。看著他每天將省下的餐費拿去買咖啡機、牛奶以及各種設備、鑽研各種技巧的身影，還得面對大家問著他為什麼要這麼刻苦的質疑，他總是淡淡的微笑。

「哥泡的不是咖啡，而是人生。」他頭也不回的對我說道。

說真的，我根本不知道他在講什麼，而且每次泡完咖啡都會PO臉書給妹子看，說是在泡妞還差不多。

不過真的有夢最美，皮卡昌在努力苦練後，除了泡咖啡，還練就了一身拉花的技巧，他每次都會把拉花作品給放上社群網站，跟大家炫耀一番。我在他一次次的作品中，看到了白袍背後的努力，與對夢想的堅持。

他第一次放上他的拿鐵拉花時，大家只看得出他拉了一個不均勻的幾何圖形，下面的留言全部都是「這」、「拉這一坨是什麼」、「我靠！你連蔥油餅都拉不好噢」等尖酸刻薄的留言。

第二次，他放上的作品標題是「秋葉」，但怎麼看都像是一坨便便，下面的留言也毫不留情的批判著他。

一回生二回熟，他的第三個作品，大家已經不再需要揣摩他在拉什麼了，他這個左側臀大肌萎縮的屁股，拉得還真像！

幾天後，大家默默發現在一排稱讚他臀大肌拉得不錯的留言下面，皮卡昌默默的回覆：「你馬的，我拉的是愛心齁……」

即便經歷一次又一次的打擊，但是皮卡昌從來不輕言放棄，漸漸地也贏得大家的認同。

「哇賽，竟然能拉出這輸尿管腫脹導致膀胱破裂，顯影劑外流的拉花，學弟你太厲害了！」

「學長，這是一隻天鵝……」皮卡昌回應著。

「這個就是大腸癌併腸道穿孔的電腦斷層影像吧？連膀胱都有拉出來，太神了吧！」

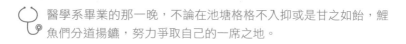

「搞屁噢？這是老鷹抓小雞的拉花吼……」皮卡昌怒吼著說。

從他一路的拉花足跡與進步中，大家不禁期待，或許哪一天皮卡昌將能拉出整套的人體解剖圖譜，即便他腦中想拉的完全是別的東西。

蓋瑞醫師的OS

讀醫學系最有趣的地方就是能認識各種不同的人，每個人都有自己的生命藍圖，有自己的夢想，不當醫生的路並不容易，由衷地祝福所有不去躍龍門的鯉魚們。

VOL.02

醫學這門科學

具成癮性，甚至會中毒

醫學訓練中，摻雜了無數的科學思辨，

「有什麼證據讓你下這個診斷？」、

「這個疾病以A方法治療，治癒率有30％，

但B方法可以減少許多併發症，請問你為什麼做此選擇？」

科學精神一次次被挑戰，

終於，醫學系科學中毒感染率逐年上升。

醫學講究實事求是，十分尊崇科學精神，有幾分證據說幾分話，更需要大膽的假設，並且小心的求證。好比說，菜市場的阿罵秀出一顆黑藥丸，告訴你那是某活佛特製仙丹，減肥美容一把罩。阿罵通常會說：「弟弟啊，阿姨我吃這顆黑藥丸，一星期瘦五公斤，這邊就一千元，再加兩棵花椰菜給你帶回家啦！好不好？」

聽到阿罵這樣說的人，大概會有兩種結局，第一種是興高采烈地拿著這顆特製仙丹，迫不及待的回家見識奇蹟；另一種則是打從心裡覺得可笑，天底下哪有這種事？騙子！

活佛特製仙丹到底有沒有用呢？如果把這個議題丟給醫院，那麼八成醫學研究的那一套就會被搬出來，並設計適當的實驗來證明。

證明的證據等級有很多種，不過大概沒人想聽，所以我們意思意思簡單說明一下就好。

首先，我們要先找到願意做實驗的肥宅，而且要愈多愈好，然後把這一大批肥宅分成A和B兩組，所有的分組都要完全隨機，才夠科學。隨機分成兩組後，把兩組肥宅基本資料登記完後，開始給B組的肥宅仙丹吃，然後在一段時間後，來觀察

A和B兩組肥宅誰變瘦的比較多。

以上，就是個簡單的肥宅實驗，然而就醫學的角度來看，這個實驗能提供的證據根本不夠，缺點重重。

舉例來講，今天假設我是個參與實驗的肥宅，被分配到了仙丹組，得意洋洋的我，回家第一件事可能是狂吃。心裡想著的是：「開玩笑，我可是有仙丹護體，可以隨便吃啦！送！」

如果肥宅們會因為假設拿到仙丹，而有不同的心態，想當然就會影響實驗結果，該怎麼辦呢？

解決方法就是讓A組的肥宅也拿到一顆長得跟仙丹一模一樣的藥丸，但其實並不是仙丹，只是顆很大很圓的肚臍垢；並且，不讓肥宅們知道其實總共分成A組還是B組，他們也不知道竟然有肚臍垢混在仙丹裡面，全部的肥宅都以為自己吃的是仙丹。

做到這樣，才勉強算科學一點，不過這樣子的研究在醫院許多前輩眼中，仍然是個半吊子的實驗，證據力不夠！得再科學一點才行！

輕度科學中毒症狀揭露

阿罵推銷的仙丹能不能減肥這種問題，有必要勞師動眾做這樣的實驗嗎？做為一個正常人類，我的膝蓋告訴我：「廢話噢，阿罵當然在唬爛啊！還需要想？」但讀了醫學系後，我漸漸無法接受我的膝蓋想出來的答案，總覺得，不做點實驗證明好像於心不安，萬一仙丹裡面真的有能代謝脂肪的成分，那麼我用很不科學的膝蓋思考冤枉了阿罵，不就罪該萬死了嗎？

這就是輕度的科學中毒，所有接觸到的訊息，都需要經過科學認證才算數，否則就是道聽塗說；所有發生在人生中的雞毛蒜皮小事，都無法一笑置之，腦袋會強迫性的用科學的方式思考並批判，常見於理工組，醫學相關人士。

咦？為什麼是輕度的中毒呢？只要繼續往下看，你就可以理解人外有人天外有天、中毒外還有更中毒的道理了。

重度科學中毒症狀解析

科學化思考不是件壞事，能將邏輯訓練得更嚴謹，能讓自己獨立思考；但科學中毒，則不是如此，常常讓人生愈來愈辛苦，活得愈來愈累。這話怎麼說呢？就以大家的共同經驗來說明。

大家小時候時，應該很少會去在意小吃店的老闆用手跟你收零錢後，有沒有用另外一手繼續處理食物，或者有沒有戴手套。但隨著年紀變大，思考邏輯成長不少後，開始意識到兩件事：

第一，零錢上面都是細菌。

第二，老闆剛摸完零錢的手，正在切你等一下要吃的滷味。

如果，你讀了醫學系，還會有兩個新的認知：

第一，那些細菌大多是大腸桿菌，顧名思義的就是大腸裡、大便裡的那種。

第二，許多疾病都是糞口傳染的，怪噁心一把的。

就我們這對身為醫師的夫妻而言，雖然腦袋告訴我們食物上有大腸桿菌，但心態上會知道，這樣想東想西只會讓自己的人生很累，還不如睜一隻眼閉一隻眼，要是拉肚子就當腸胃特訓就是了。

但科學中毒者則不然，他們的腦袋無法釋懷大腸桿菌的存在，迫使他們訂定無比嚴格的衛生標準；從他們人生的某個階段開始，再也沒吃過夜市，路邊攤也敬謝不敏。充滿各種路邊美食的台灣，不再適合他們生存，而出國旅遊的地點更是無比挑剔。

就目前看來，好像就是比較潔癖而已不是嗎？的確如此，但除了衛生方面外，他們在日常的聊天和生活中仍無法抵抗腦袋的科學思維，隨時都強迫自己用理性的角度思考人生的大小事。

比如說，當老闆跟他說：「你搞什麼啊，你這菜鳥真不知天高地厚捏！」一般人的心裡，這種時候都在想著要怎麼賠罪，要怎麼讓自己看起來十分懊悔，把道歉包裝得愈誠懇愈好；科學中毒者則不然，受過良好科學教育的他，腦中想的是：

「馬的咧，我怎麼會不知道天有多高，你是要問對流層、平流層、中氣層還是增溫層啦！另外，地殼我也知道有多厚啦！」

科學中毒就是可以讓一個人如此的不合時宜，這更是單純的潔癖者所不能達到的境界。

重度科學中毒患者現身說法

基本上，就算我的升學路上，身邊都已經是充滿大量接觸科學的人了，我仍然沒遇過嚴重的科學中毒者，當然也沒想過會有人能因為腦中的科學思維，而影響到日常生活。

然而，直到了我遇見了何濃毛學長，我才真正體會到重度科學中毒的荒謬，以及為什麼他們可以讓自己的人生如此艱辛。

五十二歲的他，私人手機和公務機上都用夾鏈袋包著，他也都隔著夾鏈袋滑手機，看起來十分違和。每天回家後，才容許自己打開夾鏈袋，把手機倒在乾淨桌面上，洗完手再使用。

「手機上也都是大腸桿菌捏，借別人手機來滑時，你要想清楚，手機上都是他腸道的細菌柳。跟拿著他的便便在手上是一樣的意思，媽媽咪啊！想到都起雞皮疙瘩了。」語畢，何濃毛打了一個哆嗦。

想當然，這種人不會去游泳，但他也從不打球，從不嘗試戶外運動，他的大腦告訴他，草地上都曾經有民眾遛狗的狗屎，就算有掃掉清理掉，微觀上還是充滿著狗屎分子。

「說實在，你也讀科學，你用想的也會知道路上其實都是狗屎分子，有時候都想一路憋氣直到回到家。」何濃毛繼續說著。

說實在，我才不會那樣思考。

以上，相信大家並不難看出，何濃毛有著科學中毒者典型的併發症之一，嚴重潔癖。

除此之外，跟何濃毛互動也是十分辛苦，這都要歸功於他那強迫性、批判性的科學大腦。

先前，趙又廷拍了個廣告，本質上就是打帥哥美女牌的廣告，身為暖男主角的他和女主角瘋狂放閃，一邊推銷產品這樣。正巧病房用膳室裡的護理師有幾個是他的粉絲，歡笑興奮的談論著他。

本來氣氛都和樂融融的，直到趙又廷操著暖男腔在廣告裡說了一句話：「女人是水做的。」此話一出，那幾個鐵粉陶醉不已並熱絡的聊著天。然而那一刻，我眼光卻不自覺的看向了何濃毛。

這句話對他的大腦而言，絕對是個無比的挑釁，我心中的何濃毛警報器也開始嗡嗡作響。果不其然，我看到何濃毛翻了翻白眼，把嘴巴那口食物吃了下肚，清了清喉嚨準備講話。

不妙，他要來破壞氣氛囉！

在她們的熱烈笑聲中，何濃毛不斷的嘗試找到空檔插話，而在他成功插話後的第一句話，不出所料，就是對於女人是水做的這句話的批判。

「我一直覺得很奇怪捏，台灣人怎麼都喜歡這種廣告？寫廣告的那個一看就知道根本沒讀過書啊，蛤？什麼叫女人是水做的？啊所有人都馬是水做的不是嗎？不然低血壓時我們給病人補水幹嘛？」

何濃毛講這些話時，還莫名的很激動憤慨，讓對面的那批年輕護理師好像做錯事一樣，每個都默不吭聲。而我，則下意識的把椅子往旁邊多挪幾公分，想要讓大家知道我跟何濃毛不是一掛的，這種鳥事，切割得愈乾淨愈好。

之後，我還陸續聽說了何濃毛和聲稱有陰陽眼的人，以及信仰虔誠人士吵架的故事。據說，何濃毛暴躁地提出的對於神明和靈魂的質疑：

「好，你說死後會有靈魂，那我倒問問你，靈魂是用什麼分子組成的啊？你看你講不出來嘛！假鬼假怪！」

只能說，完全不意外，也難怪何濃毛五十二年的人生都沒交往對象，也好像沒什麼朋友，跟他相處實在太辛苦了，而身為醫院裡的學弟和他互動，更是要小心翼翼，謹慎為上。

重度中毒者，也是體毛的守護者

每一個化名都有它的意義在，何濃毛學長也是。

大家別誤會了，並不是因為他體毛很濃密而給他這樣的化名，其實他體毛一點都不濃，他的化名來自於他對體毛的執著，還為此不斷地南征北戰，四處吵架。因為他十分介意一件事：現代女性常常會去除毛，這讓他超級不以為然，他認為體毛有演化上的作用，把它們除掉十分荒唐。

「蓋瑞啊，你知道現在女生常常會去除毛吧？理由不外乎愛漂亮啊、怕有味道啊什麼的……那我倒問問你，你知道為什麼我們的老祖宗會留給我們體毛嗎？像是腋毛，它有什麼功用你知道嗎？」

「不知道。」我當然要這麼說。

但說真的，功用是保暖？保濕？散發汗味驅趕壞人？我根本不在意就是了。

「腋毛、陰毛這些都是減少摩擦的，女生愛漂亮把它們剪掉了，結果又因為一直摩擦而長出難看的紅色疹子來，還抓得一片紅，反而很難看，你不覺得很好笑嗎？」何濃毛不以為意的說著。

不過，我相信學長搞錯了，他以為女生除毛是像我們刮鬍子一樣用刮刀，所以除完後的幾天會長出刺刺會癢的短毛，除此之外，我也不覺得好笑。

老實說，我本來要幫他取名叫何肛毛的，因為他對那種毛也有一些科學的看法，但在跟老婆邦妮提議時慘遭阻止而作罷，只好改取名為濃毛。

然而，如果有人對肛毛也有同樣興趣，那麼或許你也是個科學中毒者，在這邊我們祝福你。

蓋瑞醫師的OS

我相信邏輯和科學思維的重要性，但說真的，過度理性的人生實在是很累，生活中往往因為一些不理性的瘋狂和浪漫而精彩啊！

VOL.03

皮卡昌傳説

走火入魔的猥瑣男

皮卡昌是本班的災難，
為人瘋狂又搞笑。
表面上的興趣是咖啡和甜點製作，
私底下則是偷窺和對異性幻想。
現在，就透過這一問一答，
來為大家揭曉一個變態的成長故事……

問題一、你一路升學的過程中，課業表現如何啊？

皮卡昌：本來成績平平，但在小五時某次段考考了第一名後，意外開竅之後都有前三名，但在國小就再也沒有拿過第一了。國中唸了私立學校就變差了，要進到前五名都有點吃力。後來直升高中，那時候開始有能力分班，也是我墮落的開始。

學校對我們第一班百般優待，也常常貼出榜單說之後會考得多好，也讓我們很唱秋，常常認為考前三天再開始唸就差不多了，也沒什麼讀書的動力，上課就是瘋狂跟老師或同學打屁聊天。

高三模擬考的成績最高好像只考過三百多分（總分則是六百分），結果師長們也都說沒事兒，再加一百分就是指考的成績，結果就是進重考班蹲，而且我在重考班才知道原來大家公式都是背好才去考的，而我是當場在那邊思考加證明，解題時間根本就不夠。

最後能考上台大醫真的是運氣好，我們這屆考題很難，許多人都考差，而考的東西我又剛好考前都有準備到，本來以為是會落在醫學系的邊緣，想不到屎到台大醫學系。

問題二、你覺得讀私立學校跟建中或其他公立學校有什麼不一樣嗎？

皮卡昌：以前老師都說我們班（能力分班第一班）大概就跟建中一個普通班的程度差不多，直到上了大學，才發現根本不是這麼一回事，班上同學組成大概是建中中後段加上少數幾個前段班的學生。

私立學校會比較要求一些非成績上的東西，像是服儀、整潔，那時候還每個月檢查指甲跟頭髮。頭髮只能剪三分頭，害本帥好幾次沒過；運動鞋限定白色，根本超難買。不過對第一個班這些事情常常就睜一隻眼閉一隻眼，很多時候只有口頭警告，有時候翹課被主任抓到，報個班級就可以沒事兒。總之就很多不合理的眉眉角角就對了。

問題三、你的座右銘是什麼？

皮卡昌：運氣是可以累積的，每天做一點好事，在需要的時候就會運氣大爆發。就像我現在很認真的回答你的問題，說不定會有一些女粉絲覺得「唉唷，這個醫生怎麼這麼謙卑又這麼誠懇咧？」然後就開始倒追我。

啊！還有，覺得這個醫生又不錯帥！

問題四、平常的興趣？

皮卡昌：泡咖啡、做甜點、看日劇、看漫畫，還有逛IG看正妹。

問題五、你為什麼要燙花椰菜頭？

皮卡昌：其實一開始是想要留麥克風頭，但隨著頭髮愈來愈長，我的頭髮太軟，不幸變成拖把頭。在那時遇到了現在的設計師，她警告我說再燙更捲並不會變成麥克風頭，只會變成陳菊頭，於是就在她的建議下變成現在這樣的油頭加小捲的樣子。也是頗帥，深受婆婆媽媽的喜愛。

等等，楨，你剛剛說這是花椰菜頭嗎？

問題六、你希望你小孩成為怎樣的人？

皮卡昌：希望他在我這個年紀的時候，就可以不會餓死，有養活自己的能力外，能說出一件值得自己驕傲的事蹟，並且有個一輩子都完成不了的目標。

問題七、你有什麼一輩子都完成不了的目標嗎？

皮卡昌：馬的我本來女人緣很好的，你一直說我壞話，優點都被你說成缺點，現在大概要永遠當剩殿騎士團的一員了。另外，我連女朋友都沒有，哪來的小孩？

問題八、你還有什麼想要補充的嗎？

皮卡昌：可以在引言時把我寫得有點像都市傳說一樣嗎？屌一點的。

問題九、好，我試著把你寫得像都市傳說一樣，你有做過什麼很厲害的事嗎？說來聽聽。

皮卡昌：國小時，偶爾會穿著三角內褲在巷子奔馳，蘆洲長安街三六一巷。

「我在蘆洲的夜晚，曾經看過一個赤裸著上身，穿著白三角內褲的身影，曼妙的在巷弄間奔馳舞蹈，令人屏息。附近居民稱這現象為『卡昌』，取自台語咖稱的諧音，在當地土語的意思是『精靈的屁股』。《蘆洲都市傳說》」

這都市傳說好像不錯耶！是說，都被講成這樣了，就別洩漏我在哪裡當醫生了，拜託。

皮卡昌個人經歷與生涯顛峰

［新北市中華兒童幼稚園 小白兔班］

1. 於畢業表演飾演太陽公公一角
2. 一直到畢業都不知為何以為自己是讀螳螂班
3. 班上女生都不太喜歡他

［蘆洲成功國小］

1. 擔任一學期風紀股長
2. 班際整潔比賽 殿軍
3. 班上女生都不太喜歡他

［格致國中、格致高中］

1. 邊緣人，倒數十名，而且沒朋友
2. 沒有跑大隊接力
3. 班上女生都不太喜歡他

［建如重考班］

［台大醫學系］

1. 剩殿騎士團精神領袖暨終身榮譽會員
2. 醫師國考名列前茅，某學期意外得到台大醫學系書卷獎
3. 班上女生都不太喜歡他

［現在狀態：不明。］

VOL.04

白袍菜逼巴粉墨登場

醫師的門診日常之一

醫學系的前四年，
大多是在教科書上學習，
一直到授袍後的大五，
才能成為穿著白袍的見習醫師，
正式進入臨床，
正式成為護理站中最擋路的菜逼巴路障。

之前在網路上看到了一篇抱怨文，說在診所看病時，醫師只不過是坐在那邊用手指敲鍵盤，問個幾句話，就把他敷衍走了。

「憑什麼講幾句話就要收一百元掛號費？他也沒做什麼了不起的事啊？開開感冒藥和咳嗽藥水就能賺錢？」

「而且醫師在問診的過程中，正眼都不瞧我一眼，只看得到他的鼻孔！」

「動也不動的坐在那邊，就像一尊佛像一樣，是怎樣？」

我是不清楚當下的場景，如果真的像他所說的只看得到醫生的鼻孔，那是有點過份了。不過話說回來，要能當上坐在診所一動也不動的佛像，動動嘴巴敲敲鍵盤就好的人，門檻其實比想像中還要高上許多，過程中也是充滿各種扎實的訓練。

當然，所謂的扎實訓練是建立在能「準確的釐清病情」並且「對症下藥」的前提下，偶爾也聽聞坊間有神棍密醫，穿著自己弄來的白袍，坐在診間亂槍打鳥的開藥，這種就不列入討論。

在門診和在病房接觸病人，對於醫師來講是截然不同的兩回事。

大部分的時候，到病房住院的病人，都已經由門診或急診的醫師弄清楚可能的病因，也做過初步的病情解釋和住院的理由，病患也都對自己的病況略知一二。因此，在病房的醫師所需要做的，就是記錄病例，幫他安排更進階的檢查，或者是針對可能的病因做治療。所以在病房裡，和病患的對話大概會像這樣：

「來，阿伯，你這次怎麼了啊？」

「唉唷，醫生我跟你講，前幾天我後背有夠痛的，到醫院做檢查，結果看到有輸尿管結石柳，那個醫師說要住院把石頭打掉啦！」

「好的，輸尿管結石，阿伯我知道了。」

另一方面，來門診就診的病患大多只能告訴你他有什麼症狀，而他為什麼會有這些症狀，病因是什麼，該做什麼檢查則由你來判斷，以同一個輸尿管結石的阿伯來講，幾天前和門診醫師的對話，可能會像這樣：

「阿伯，你這次怎……」

「醫生拜託你先聽我講！我的後背夭壽痛的啦！扛不住了，快幫幫忙啊！」

「阿伯，你什麼時候開始痛的？」

「就在剛剛啦！痛啊……」

然後，就是一串病史詢問來弄清楚後背痛的原因，排除幾個可能有生命危險需要緊急處理的警訊後，幫阿伯止痛並安排後續檢查，最後找到輸尿管結石這個最可能的病因，一切從無到有。

這麼說來，看門診比顧病房難囉？倒也不是。

在門診看病患，常常要從病史詢問到鑑別診斷，但來看病的人大部分都沒有迫切要處理的病因；而住院的病患雖然已經有個初步的病情方向，但相比起活蹦亂跳的門診病人們，住院的病患往往病情更嚴重，也需要更多的醫療照護，後續也會做更詳細的評估。

我們只能說，醫師在門診和在病房中，要做的事情不一樣。

千載難逢的教學門診

絕大多數的醫學訓練，不論國內外，都是先著重在病房的實習，等到經驗逐漸累積後，才增加門診學習的比例，台大醫院的臨床訓練也是這樣，偶爾會有到主治醫師的教學門診跟診的機會，而其他八成的時間則在病房見習，跟著學長姐一起看病人。

由於門診見習的機會在畢業前並不多，也因此，當我們第一次在課表上看到「教學門診」四個字時，我們這組由衷地滿心期待。

「欸皮卡昌，明天早上有教學門診欸，內科的老師。」

「哎唷好期待，不知道會遇到什麼病人，也不知道老師人怎麼樣。」

一般來講，教學門診的學習內容主要是由主治醫師決定，可能是讓你在旁邊看著他和病患解釋病情，也可能他直接讓你實戰練習問病史，無論如何，對於我、皮卡昌和鐵甲詠來講，能在門診見習就是十分新鮮的體驗。

「老師好，我們是大五的見習醫師，今天來跟老師學習。」在門診的那一天，我們敲敲診間的門，探頭進去打招呼。

散發著溫暖光芒的主治醫師

「哦？今天有三個學生啊！來，坐坐坐！」主治醫師看看我們，然後熱情的搬椅子來讓我們坐。萬歲！看來這個主治醫師人很NICE，今天可以在溫馨的氣氛下學習了。這次的主治醫師，約莫六十餘歲，圓圓的頭，溫和的眼神與靦腆的微笑，散發著一股善良的感覺，就叫他陳善良吧！

陳善良聽聞我們是第一次到門診見習，笑著告訴我們，見習醫師在教學門診的學習內容。

「我的習慣是會讓大五的學生練習接接看病人，問病史並試著診斷看看，畢竟要訓練醫學思考，很重要的！不過你們也不用有壓力，我知道你們剛進入臨床，有些知識或者身體檢查可能做得不是很熟練，我們之後再一起討論學習。最後，記得在問病史前一定要跟病患自我介紹，有些病人會不想要讓學生看診，你們可以告訴他主治醫師都會再幫他們仔細看過，如果他們還是不願意的話，也沒關係，別灰心就是了。」

陳善良非常客氣地慢慢告訴我們問診要注意的事項，一切都是那麼的讓人自在舒服。

俗話說相由心生，對我們這群菜逼巴都如此的友善歡迎，看來，陳善良真的有一顆善良的心。

除了教導我們問診重點外，陳善良為了不讓氣氛太過嚴肅，還主動把話題從臨床上扯開，和我們聊聊個人的興趣，以及未來有沒有什麼生涯規畫。

「蓋瑞你平常興趣是什麼啊？」

「皮卡昌你頭髮燙那麼帥啊？這樣多少錢？」

「哦，鐵甲詠你說你剛去印度做完義工啊？老師想聽你分享一下！」

本來以為教學門診會是嚴肅正經的三小時教學，想不到在陳善良的帶動中，溫馨快樂的氣氛縈繞著我們所有人。但快樂的時光總是過得特別快，在我們天南地北的閒聊中，很快的就過了兩個小時，往牆上的掛鐘一看，時針指著十一，看來，差不多可以準備吃午餐了。

「咦啊？十一點？」

「奇怪，啊！病人咧？怎麼一個病人都沒有？」

我們彼此面面相覷，然後慫恿鐵甲詠提出我們的疑問。

「呃……老師那個……門診的病人……一般是都會比較晚到嗎？」他吞吞吐吐的拼湊出一個不會太失禮的提問法。

聽到我們的疑問，陳善良盯著鐵甲詠笑了笑說：「沒有啦！哈哈，一般病患不太會想要掛教學門診啦，他們都比較喜歡看主治醫師的門診。除此之外，老師我也不是什麼名醫就是了，名醫的教學門診還是都會爆滿的。不過你們別擔心沒病人，我看看喔，今天這一個門診，已經有人掛號了柳！」

講到這裡，陳善良弓起背，把老花眼鏡扶了一扶，吃力的看著電腦螢幕上顯示的掛號病患資訊，一邊說著：「已經有……嗯……兩個人掛號了！很好！今天一共有兩個病患掛號，所以我看，就由鐵甲詠和蓋瑞先練習接病人吧？」

有總比沒有好，我們欣然接受這個結果，繼續在狹小的診間聊著天，等著病患的到來。

病人就是菜鳥醫師的大貴人

一般來說，在告知病患有教學門診可以掛的時候，櫃檯人員一貫的說法大概都是：「先生，我們這邊是教學醫院，所以我們會有一診是教學門診，由主治醫師帶著學生看診。如果可以的話，幫您掛教學門診的號，會比較快就能看到診噢！」大部分情況，如果帶教學門診的不是名醫或者大教授，得到的回應大概會是：「沒關係，我還是看本來的醫師好了，多等一下也沒關係。」

而這一次，有兩位神聖美好的貴人，賞臉來掛教學門診，雖然不夠我們三人各學習一輪，不過也讓我們感激涕零了。

在十一點過後的幾分鐘，門外響起了遲疑猶豫的敲門聲。

「叩……？叩叩……叩？」

哦？看來病人來囉！

「請進！」陳善良中氣十足的喊道。

接著，從門縫裡探進一張困惑的臉，是個大約六十歲的阿姨，沒錯，跟電腦上看到的第一位病患資料都相當符合，就是她了。

想當然，對於第一位接觸的門診病患，我們每個人都是滿心期待，好奇興奮的看著這位阿姨。然而對於這位阿姨而言，她眼前的景象是，一個年紀和她相仿的主治醫師，用善良的表情盯著她微笑。除此之外，後面莫名的有三個穿著白袍的年輕人，用激動亢奮的雙眼骨碌碌的緊盯著她。

並且，我們心地沒有像老師那麼善良就算了，平常也沒有在練習微笑的技巧，所以儘管我們當下心中是充滿歡迎與感激之情，但在我們臉上卻呈現著心懷不軌的奸笑。我猜阿姨沒有預期教學門診會是這樣的陣仗，也沒有同時被一坨穿白袍的人，包含疑似變態的年輕男性盯著看過，所以在探頭進來一探究竟後的下一秒，阿姨轉身就逃了！

「啊！不好意思，我搞錯了！」她慌亂地留下這串話後，逃之夭夭。

陳善良也沒料到來門診報到的病患會落荒而逃，語調也不再溫和，指著門邊說：「快攔住她！別讓她走遠了！」

病人阿姨拜託不要離開我們

我們三個人中，離門最近的是皮卡昌，並且他也是唯一一個不用大費周章的搬開椅子就可以出門的人，想當然他應該要趕快衝出門叫住阿姨。然而這傢伙卻該死的沒反應過來，在門邊看著關上的門，自顧自的奸笑著，我和鐵甲詠看到他沒在狀況內，還一臉愉悅的癡笑，一急之下，朝他大喊：

「欸！皮卡昌！那傢伙跑了！快給我追啊！」

「皮卡昌你幹什麼！別讓那傢伙走遠了！」

大夢初醒的皮卡昌，反應過來後立馬手刀衝刺出診間，準備把「那傢伙」抓回來看診。回想起來，沒搞清楚前因後果的人，大概會聯想到黑道追殺吧？不到一分鐘的時間，皮卡昌把「那傢伙」繩之以法，喔不是，把阿姨帶回了診間。

「哎唷真拍謝捏，我沒想到有這麼多人，還以為我走錯了咧，拍謝拍謝。」一進門，阿姨靦腆的搔搔頭道歉，後面還跟著她的女兒，一樣帶著歉意的苦笑著。

「沒關係啦，我是內科醫師陳善良，後面這三個是今天跟診的見習醫師，如果可以的話，方便由他們來幫妳進行病史詢問嗎？」主治醫師溫暖地介紹我們。

「那當然沒問題！掛號時櫃檯的那個美女有跟我們講了，我們很OK的！」

真是友善的病人和家屬，一口答應時的那畫面太美，不忍直視，再搭配上熱情又友善的主治醫師陳善良，今天教學門診的一切都是那麼的圓滿啊！想不到，唯一美中不足的事馬上就來了。皮卡昌在聽到病患的話後，湊了過來，在我耳邊低聲的說道：「欸，她說掛號櫃檯有美女。那我等一下去會會那個美女，額呵呵。」這種時候只要無視這傢伙就對了，而且他所謂會美女的方式就是在一旁偷窺而已，猥瑣度爆表。

蓋瑞醫師的OS

病患和家屬一口答應讓菜鳥看診，那畫面太美，不忍直視。

VOL.05

我和暖男病患的正面對決

醫師的門診日常之二

終於，輪到我登場了，
難得的門診見習一定要把握機會。
終於到了要把課堂所學實踐的時候了！
我不斷複習，
希望和皮卡昌以及鐵甲詠的三人小組首次門診歷練，
可以完美無瑕。

在主治醫師的介紹後，見習醫師鐵甲詠嬌羞地點頭示意，並帶著這位阿姨到隔壁診間進行問診，而在他們剛離開診間沒多久後，馬上又出現了敲門聲。

「叩叩，叩叩叩！」

「請進！」陳善良依舊中氣十足的説著。

這次，換另一位中年女性探頭進來左顧右盼，後面跟著一位像是她兒子的年輕男性。阿姨説著：「咦啊？請問……這邊是陳醫師的教學門診嗎？」電腦上顯示的下一位病患，應該要是個二十三歲男性才對，看來病患是後面那個兒子囉？

「請問是胡先生嗎？要跟你核對生日和姓名噢！」

「嗯，沒錯，胡先生你好，我是主治醫師陳善良，後面是我們醫院見習的醫學生。想必櫃檯有解釋過教學門診的運作方式，所以等等會由蓋瑞同學來幫你進行簡單的問診。」

陳善良倒背如流的跑著 SOP，而我則在後面努力擠出善良的微笑。聽完教學門診介紹醫學生的 SOP，年輕男性友善地朝我點了點頭，看那暖男式的微笑，想必他也是個好人吧？

蓋瑞醫師首次問診

於是，我請這位暖男和他媽媽移駕到另一個空著的診間，和他們面對面的坐下來，開始了人生中的第一次的門診病史詢問，而為了妥善的和病患互動，前一天在家裡的時候，我把自己找到的醫病溝通講義給讀過了一遍。

「打招呼、習慣聆聽、以問代答、正向回饋……再唸一次，打招呼、習慣……」走向診間的路上，我在心中不斷複習著醫病溝通的四個要素，提醒自己要隨時想起這四個溝通技巧。

年輕暖男就定位後，我也準備好要開始問診，理所當然的，第一要素打招呼登場，打招呼要呼喚對方的名字，直視對方眼睛，握握手並且微笑的自我介紹。「胡暖男先生您好，我是見習醫師蓋瑞，來幫您做簡單的病史詢問。」語畢，我們兩人握握手，他的手燙燙的，真是個徹頭徹尾的暖男啊！

緊接著，第二要素，習慣聆聽。

聆聽可不是就坐在那邊「嗯哼」、「然後」、「還有呢」這樣的簡短回應，醫病溝通講義上教的可是更高級的聆聽：要有眼神交會、要在病患講述時給予適當的情感交流，例如：皺眉、微笑點頭、若有所思的摸下巴等等，還要提出開放式的問題讓病患能更詳實地描述病情與需求，最後，為了讓病患知道他講的話你有聽進去，在每一個段落都要重複並整理病患講的話。

「胡暖男先生，請問這次需要什麼幫忙呢？」

「喔，我從前天開始就一直拉肚子。」

來，給他一個開放式問題。

「您還有沒有其他的症狀呢？」

「唔……我想想噢……」

很好，那我就微笑的點頭，準備好好的來聆聽一番吧！

「沒有，就拉肚子。」

「都沒有其他不舒服？」

「嗯，就拉肚子而已，劈哩劈哩的一直拉，其他都還好。」

講義上說過，當我們給予病患開放式的問題時，他們會更能精確的描述他的病情，我照做了，也準備好耐心地聆聽病患的苦衷，卻沒想到，眼前的這位病患十秒鐘就吐完苦水了。

沒關係，老師有教過，有時候病患對於一些該注意的症狀警覺性比較低，所以我們需要進一步的提問，讓他釐清症狀的細節，好比說「有沒有伴隨嘔吐」、「有沒有發燒」、「在糞便中有沒有看到血絲」，這些進階的問題是病史詢問舉足輕重的要點，往往病患在經過提問後，才會想起一些他沒注意到的症狀，然後侃侃而談。

所以，我決定先覆述一下他提供的病史，然後再給他一些更進階的提問。

「好的，胡暖男先生，最近就只有拉肚子，沒有其他症狀，然後是劈哩劈哩的拉，這樣對嗎？」

「呃……對。」

「那我想再請問一下，您的拉肚子有沒有伴隨嘔吐、發燒或者在糞便中看到血絲呢？」

「喔，都沒有。」

糟糕，眼前這傢伙根本沒有要侃侃而談的意思，腦中規畫好的問題都像石沉大海一樣，音訊全無。更糟的是，我的病史詢問想當然爾，陷入了冷場，雖然明明就是胡暖男害我們冷場的，但他和他媽卻一起盯著我，等著我說下一句話。

糟了，跟講義上寫的都不一樣

沒辦法了，硬著頭皮隨便丟幾個問題吧！

「呃……那個……胡暖男先生……您……您……您的拉肚子是劈哩劈哩的，而不是嘩啦嘩啦的囉？」馬的，我到底說了什麼？

「蛤？什麼東東！」胡暖男似乎懷疑自己聽錯了，大聲驚呼。

「沒……沒事，請問您拉肚子是大部分都是水的水便，還是有成型的糊便？」我趕緊補充。

「唔……應該算糊便吧？」

終於，他媽聽不下去我笨拙的問診了，打斷我們的雞同鴨講，霸氣的問道：「請問蓋瑞醫師，他這個可能是什麼原因？該怎麼治療呢？」糟糕，被他媽嚇到了，當下的我不知所措，學到的知識也無法清楚的表達出來。

算了，都走到這步田地了，不如就按部就班的採用四要素中的下一項技巧：

「以問代答」吧！

「嗯哼……這個嘛……」技巧一，不要馬上回答。

「請問病史到這邊，胡暖男先生還有什麼想要再補充的嗎？」技巧二，提問取代回答。

「呃……沒有。」暖男依舊簡短的回答我。

「請問之前有這樣的症狀過嗎？」我繼續問。

「唔……應該沒有。」暖男還是回答得很簡短。

糟糕，沒有技巧三了，話接不下去了。

到這個時候，我腦中已經不想管什麼醫病溝通四要素或者任何講義上的東西了，眼前這位就是個拉肚子的暖男，真真正正的只有拉肚子，到底還能問什麼東西！啊！算了，剩下的就丟包給老師好了！於是我說：「好，我把病史大概記錄完了，等一下會報給主治醫師聽，那您們有什麼其他的疑問他都會幫忙解答，請您們先在外面等候！」

在暖男和暖男媽回候診區等待時，我稍微的彙整一下問到的病史，準備報給陳善良聽，是說，要彙整的東西也沒多少，畢竟除了拉肚子外他也沒其他症狀，然後他也想不出什麼可能的相關事件。

老師出馬果然不同凡響

「哦？蓋瑞同學這麼快就問完了？很好很好，準備好就可以報給我們聽了。」陳善良看到我早早的就回到教學門診，略帶驚奇的問。

「嗯，好的，病患是個二十三歲男性，自述一向健康，這次來的主訴是拉肚子兩天。」

「嗯哼，很好，年齡性別和過去病史都有帶到。」陳善良給我相當的肯定。

「沒有發燒、咳嗽或其他症狀。」

「嗯哼，繼續說。」陳善良點頭示意。

唔……還能說什麼呢……「他不是水便，是糊便，糞便沒血絲。」

「嗯……好，請繼續。」陳善良期待著我更多的彙報。

「呃……沒了……」

「嗯？就這樣？」老師有點驚訝的說。

「是的，老師。」

「哈哈沒關係，來，我也問一下給你們看，你們可以參考一下。」陳善良也沒多說什麼，笑笑的請護理師招呼胡暖男和他媽媽進來。

「胡暖男先生，請進。」

「哇！你才二十三歲啊？好年輕，還在讀書嗎？」

「喔，對啊，我們家暖男，現在在讀台大電機研究所柳！」暖男媽搭著兒子肩膀，得意地說。

「哇！真好，這個年紀很少小孩和媽媽感情這麼好的，又是高材生，不簡單捏！」不愧是主治醫師，在一個打招呼中融入了多重元素，不僅讓人覺得他是個親切的醫師，還同時連環馬屁，句句精準的命中暖男媽的心坎，逗得暖男媽花枝亂顫，值得學習！

這時，我發現皮卡昌又悄悄地靠近我，並在我耳邊短促了講了一句「他是媽寶」後，緩緩地遠離我。馬的，這傢伙真是陰魂不散。

「這次來，蓋瑞醫生說是從前天開始拉肚子，請問還有其他的症狀嗎？」陳善良問道。

「有有，他一直覺得身體散熱很差，一直流汗。」暖男媽毫不猶豫的說。

咦啊？剛剛不是說就只有拉肚子嗎？而且散熱很差是啥？現在是九月然後他穿著極度乾燥的風衣兼羽絨衣，散熱怎麼可能會有多好！

「這樣啊……平常都習慣穿這麼厚嗎？」陳善良笑著提問。

「是啊，暖男喔，他本來就比較體虛的啦！」他媽媽開心的說著。

「穿比較厚，散熱當然比較差啦！哈哈哈！」老師跟著哈拉了起來。

「喔也是啦……哈哈哈！」媽媽也開心的回應著。

這對話，充滿醫病溝通的奧妙，難以參透，我往旁邊的皮卡昌一看，看到他也不知所云地哈哈哈乾笑著。

看似聊天實為問診的高超技巧

陳善良接著問：「那再請問胡先生，這次拉肚子前有吃壞肚子？發燒感冒？還是其他的狀況嗎？」

「這倒都沒有。」胡暖男篤定的回答。

想不到，在這時候，他媽媽馬上插了一句話進來。「哪裡都沒有？我突然想到，你前天早餐給我吃什麼咧？」、「冰棒！他那天早餐竟然吃外面賣的巧克力雪糕！」

「吼媽，我常常那樣吃，那個才不是原因咧！」暖男這時卯起來否認。

陳善良看著他們，尷尬的笑著，準備再進一步問病史時，這位媽媽卻不打算就這樣放過兒子。繼續說著：「而且他這幾天大的便，都很臭！」

「大便不是本來就很臭嗎？你到底在說什麼啦！」胡暖男不甘示弱的迎擊。

「你那個不是一般的臭……」媽媽繼續加碼。

主治醫師巧妙地終結病患與媽媽的爭吵

面對這一發不可收拾的局面，陳善良快速地安撫了眼前吵得不可開交的母子。

「好了好了，我來統整一下，胡先生的腹瀉很難確診原因啦！一來媽媽你說他大便很臭，這有可能是吃到不乾淨的飲食造成腸胃炎，啊他早餐吃冰棒也是很奇怪，所以腹瀉也有可能只是對飲食消化不來，總之呢……」

「總之他的腹瀉情形不嚴重，再加上也沒有其他症狀，暫時可以先症狀治療就好，我們給他止瀉藥，然後再觀察看看就可以。那拉肚子要注意的警訊有幾個，首先呢……」

看到陳善良不僅終止了兩人的爭吵，更清楚地講解了病情，這就是教學門診的意義吧？不是死板的照著講義傻傻的問診，而是要掌握當下的情境，拿捏講話的分寸，套句老掉牙的成語，這次的門診真是讓人獲益良多啊！

陳善良準備結束問診說道：「好的，那我就開些止瀉的藥給胡先生，回去也要注意飲食的清潔，還有調整自己的飲食習慣噢！這樣就可以了，謝謝你們來讓我們的年輕醫師學習噢！」

「哎唷！太客氣了，謝謝陳醫師和蓋瑞醫師，他很愛亂吃，唉！講不聽捏！」暖男媽媽笑著回應，顯然對這次門診十分滿意。

氣氛在這個時候，已經是一片和樂融融，大家都自然不做作的笑著，啊，一切是多麼的美好。

怎知，我的眼角餘光又看到了緩緩靠近的身影，馬的皮卡昌又湊過來了，他想幹嘛？

「欸，胡先生拉肚子，猜一句成語。」

「蝦毀？我怎麼知道？」

「猜一下啦！拜託！」

「煩欸，胡……胡拉……胡拉圈？咦不對……」

「公布答案，落腮鬍（烙賽胡），鏘鏘鏘鏘！」

楨，這哪門子成語？

胡暖男母子前腳才剛踏出診間，緊接著，鐵甲詠就回來了。

「哦？蓋瑞已經問完，而且老師還看完診了？」鐵甲詠訝異的問。

「嗯，他的那個病患病情比較簡單，那麼鐵甲詠，就換你報問到的病史給我們聽囉？」陳善良醫師說。

蓋瑞醫師的OS

問診看似簡單，其實蘊藏許多說話的技巧，有經驗的醫師字字珠璣，Hold住全場，期待哪一天我也能成為這樣專業睿智的醫師……。

VOL.06

鐵甲詠的處女秀

醫師的門診日常之三

在陳善良完美的技術救援我亂七八糟的問診後，
大家突然想到，
啊！鐵甲詠和他的病人咧？

鏡頭轉到鐵甲詠醫師身上，第一次問診的他戰戰兢兢地開始報告。

「病患是個六十歲女性，這次的主訴是今天早上上廁所後，看到大便上面有血，本身有糖尿病和高血壓的病史，規則的追蹤和服藥。」

「很好，那請問病患看到的血是紅色的鮮血？黑色的血？還是混合的？」陳善良繼續詢問，鐵甲詠醫師繼續精準的回答：「她說鮮血，一點點而已。」

「好，那她最近一次做大腸鏡是什麼時候呢？」陳善良問到了另一個重點。

「上個月。」鐵甲詠也不負眾望的回答了。

陳善良一一提點我們血便的問診重點，哪些病史一定要問，以及應該做哪些檢查。「血便可能成因很多，常見的有痔瘡、肛裂，不過也不能排除瘜肉、癌症等其他原因，所以在這種時候，我會建議應該要幫病患檢查一下肛門，看看能不能找到原因。要做的就是戴手套從肛門進去指診，鐵甲詠，待會你試試看指診。」

「嘎？蛤！我……肛……肛門？」當鐵甲詠還在支支吾吾時，陳善良早已毫不猶豫的按下叫號鈴。

「來，吳小姐請進！我是主治醫師陳善良。剛剛鐵甲詠醫師有跟我報過病史了，在今天早上看到血便是嗎？」

「嘿對，最後擦屁股時，還有在衛生紙上看到血柳。」阿姨點頭說著。

陳善良一一的把教導我們的重點病史再向病患確認一遍之後，將病情解釋給病患聽。

「吳小姐，妳大腸鏡也剛做過，沒有看到明顯病灶，上廁所時會感覺到肛門疼痛，最後在衛生紙上有看到血跡，我想比較可能是痔瘡流血或者肛門口受傷，做個肛門檢查會比較能確定病因。」

「肛門檢查如何做啊？」阿姨的回答如意料之中。

「我們會戴手套，用手指進入肛門做檢查。通過指診可以觸摸到直腸下端，並且也可以觀察手套上的血跡或排泄物來檢查出血便的可能病因，這個檢查很快速而且可以提供重要的訊息。」陳善良溫柔的解釋著。

「喔！跟之前大腸鏡有點像，如果有需要就做吧！」阿姨爽朗的答應。

陳善良頓了頓，便繼續詢問阿姨她是否願意讓醫學生也練習看看，可以幫助我們累積臨床的經驗。

「如果吳小姐不方便也沒關係，想先徵詢妳的同意。」陳善良誠懇的説。

「唉呀！沒關係，我年紀都快可以當他們奶奶了，之前也做過好多檢查，讓學生練習沒問題的！」真是貼心的病患阿姨，我們由衷地感謝她的奉獻。

竟然有真人願意讓我們指診

在這次之前，我們從來沒有在實戰中做過指診，以往的練習也都是對著假人模型做檢查，大部分醫學系聽説都是如此，除了成功大學外。我讀成大醫學系的同學邱腳臭曾經説過，他們在教肛門指診時，會兩人一組的練習肛門指診。「一開始夥伴在找你的肛門時，會覺得『馬的癢癢的』然後潤滑膠怪涼一把的，然後等到手指找到肛門進來時，你會啊嘶一聲……腦中就會出現『絕頂升天』這四個字。」聽完邱腳臭血淋淋的生動敘述，以及簡短有力的總結後，我只能慶幸還好沒讀成大。

言歸正傳，我們讓阿姨左側臥，然後把簾子拉上，陳善良發給鐵甲詠一雙塑膠手套，叫我們把兩隻手套都戴在慣用手上，塗上潤滑油後，鐵甲詠看準肛門，行雲流水般讓整隻食指沒入肛門，然後照著老師的指示尋找有沒有腫塊或其他異常，最後在手拿出來後，檢查手套上面的血跡。

「嗯很好，同學們可以看看有沒有什麼血跡，等等再一起討論。」陳善良說。

我們朝鐵甲詠手套看了看，整個食指的部分是土黃色的，血跡倒是都沒有。

「吳小姐，很冒昧的請問，如果方便的話可以再讓我們一個學生練習看嗎？」

「當然沒問題！」

「謝謝，那麼今天皮卡昌比較沒有學習機會，這次就換你來。」

陳善良貼心的顧及到每一個學生的學習，而也在病患同意後，他發給了皮卡昌一雙手套，並且在皮卡昌戴上手套後，擠了一坨潤滑膠在他的食指上。

同樣的，皮卡昌沒花費多少功夫就讓食指整隻沒入肛門，然後也完成了老師指示的例行檢查，下一個部分就是把手伸出來，檢查手套上面的血跡，如果沒意外的話，應該會和鐵甲詠的檢查有一樣的結果，手套的食指上面都是糞便。

人生最難忘的指診成就達成

「嗯很好，皮卡昌醫師，可以把手指慢慢的拿出來，然後檢查手套上面的痕跡了。」陳善良一個指令，皮卡昌一個動作。皮卡昌將手指從肛門口退出，並且伸直了手指讓大家看看他手套上的檢查結果，從我這一邊看起來好像也沒什麼特別的，一樣是土黃色搭配著一些結塊的小糞便，沒有明顯血跡。

咦啊？在食指的另一面好像怪怪的？好像表面不太規則？

「欸！那個，皮卡昌的手套破了！」

「呵哈哈哈，額呵呵呵……」

我還在思索觀察到的不規則起伏是什麼時，站我對面的鐵甲詠已經悄悄地告訴我們答案，並且同時，他努力的壓抑自己的笑聲。

皮卡昌不可置信地檢查鐵甲詠說的那個部分，還真的，塑膠手套破了一個大概一公分的洞，透過那個洞，可以清楚的看到皮卡昌的皮膚上也是土黃色的。再定睛一看，馬上就發現原因了，老師明明說要把兩隻手套都戴在慣用手上，但這傢伙卻雙手都各戴一隻手套，只戴一層薄薄的手套就做肛門指診，安全感不夠啦！

當病患從檢查檯下來後，陳善良也準備開始病情講解，而此時的皮卡昌，則在診間的洗手台努力地刷著手指。

「吳小姐，就我們的檢查來看，目前摸不到腫瘤或痔瘡，再加上妳剛做完大腸鏡的結果，綜合來看，肛裂是比較可能的原因……」陳善良一邊解釋，一邊有著「轟～嘩啦～」背景音。

「不過現在也沒在出血了，我建議先調整飲食習慣，然後再幫我們注意有沒有再發……」當陳善良鉅細靡遺的把注意事項以及診斷告訴病患時，皮卡昌在後面的沖洗聲顯得格外吵鬧且讓人心煩，不過好加在病患都能聽清楚病情解釋，點頭如搗蒜的微笑著，而我們的第一次教學門診也漸漸地走向尾聲。

醫學的領域十分仰賴經驗累積，一開始的問診學習往往會漏東漏西，並且不清楚哪些是必須提防的警訊，在大量練習後，問診才能簡要卻面面俱到，我想幾乎多數的醫師，從當醫學生一路到主治醫師的期間，早已經歷過數百次的教學門診，並且在臨床上接觸過成千上萬的病患了。

也因此，看似普通的問話，大多暗藏內行人才能參透的玄機，我可以理解網路上對於大佛醫生的抱怨，問沒幾句話，看似隨便的下個診斷，開開藥，然後結束，看診的一切就像是一尊動也不動的大佛一樣，這也太好混了吧？

但事實是，「哇！妳血便什麼時候開始的」、「頭會不會很痛啊」、「唉唷！怎麼這麼晚才來看醫師噢！」這些話都不只是普通的寒暄，給的答案大大影響鑑別診斷的方向。在臨床上，八成的提問都有它的意義在，有經驗的醫師甚至在看到病患的那一刻，從年齡性別，再稍加觀察一下可能的症狀，診斷已經了然於胸，連問診都省了。

神一般狂人醫師問診是這樣的

我曾經在大六的神經內科教學門診，跟過一位主治醫師張狂人，他講話往往不按常理出牌，不拘小節，那是我這輩子最印象深刻的一次門診教學。

第一位病人，是位初次來看診的演藝圈知名人士，約莫五十歲的女性，一進來正打算講話時，張狂人馬上止住她：「慢著，妳先別講話！同學們，我跟你們講，我已經知道她是什麼病了，你們信不信？」想當然大家都半信半疑，連病患本身也用懷疑的表情苦笑著。

「不信齁？來我猜給你們看。妳是不是突然忘掉生活上的一個片段，完全想不起來那段時間做了什麼事，沒中風、沒癲癇也沒其他事情發生，對不對？」張狂人說完，病患臉上瞠目結舌的表情讓人永生難忘。她馬上告訴我們，昨天晚上她出門逛街，買完東西後，赫然發現自己已經在家了，回家的過程完全消失在腦中，直到她打電話跟同行友人確認過後，才知道她們在餐廳分開後，她自行搭公車回家。

「我完全不知道我是搭公車回家的，而且腦袋沒在運作的情況下，竟然還能在對的站下車！到底發生什麼事了？」病患慌張地說著。

「我跟妳講，妳這個沒事啦！回家觀察就好了，很少會再發的啦！同學們，我就說我早就知道了吧，她這個是 TGA（短暫性全面腦失憶）啦！」張狂人超狂的下了診斷。

TGA 並不算常見，應該可以說十分罕見，究竟是如何在第一眼看到病患時就下出診斷，並且信心十足，張狂人也只淡淡的回應「年齡」、「神情」。同一天，張狂人在眾多同學的面前，詢問一位初次見面的病患：「你是不是一年內出過很大的車禍？然後安全氣囊從前面撞擊你？」一樣是毫無頭緒地迸出這句話，病患愣在原地，然後點點頭問：「奇怪……您怎麼知道的？」

不過，由於張狂人為人實在是太奇特，所以他並沒有回答，同樣的也沒人知道他如何做出這種神奇的推理。那一次的教學門診有兩位外籍交換學生，他們也感受到超強烈的震撼教育，讓他們無比景仰台灣的醫學，甚至崇拜起張狂人來。

張狂人無庸置疑是我見識過最厲害的醫師之一，但在他的門診中，我猜大部分病患不會感受到足夠的尊重，為什麼呢？因為在他看到病患的第一眼後，腦中八九不離十的早已下好診斷了，除此之外，他為人不拘世道，所以給他看診的病人，會看到他懶洋洋的托著腮幫子，心不在焉地問診。

「這次哪裡不舒服蛤？」

「噢好，你這個沒事啦！」

「你要住院，馬上。」

「你這可能不會好，有聽過漸凍人嗎？」

就連醫學生都很難跟上他的節奏，病患更不用提了，往往覺得他在「隨便看診」、「敷衍了事」，但當仔細花時間思考他的診斷思路後，才會發現那不可思議的精準與淵博的知識。在病患眼中的他，是最不敬業的門診大佛，坐在那邊問問話，隨便摸一摸就下診斷；然而在醫學生眼中，他是傳奇性的存在，字字珠璣並且學識淵博。

蓋瑞醫師心裡的OS

Never judge a book by its cover，直白地翻成中文是「不要用一本書的封面來評判他的內容」，你眼前坐在那邊讓人供奉的門診大佛，可能下的診斷，開的藥都最精確，只不過少了點耐心或溝通技巧罷了，當然還是有少部分的例外啦！不過基本上選醫師的權利在病患手上，我想每個人都可以選擇給自己喜歡的醫師看診。

有的人或許會好奇，這種醫師為什麼不好好的增進溝通技巧，讓病患滿足之餘還能讓自己免受一些閒言閒語，說實在我也不知道原因，同樣跟大家一樣的納悶就是了。

CHAPTER 2

醫界妙事

除了病人，

這些事情也超級重要。

VOL.01

一秒變醫龍的方法

值班服給他穿上去就對了

衣服通常都是愈新愈好，
不過這個通則不適用在我們的白袍上。
閃亮筆挺的全新白袍一穿上身，
病患一看就知道，這傢伙是新來的菜鳥！
還好，在值班室的櫃子裡，
藏著一批可以逆轉形象的衣服……

第一天值班，我想對許多醫學生來說，都是又緊張又興奮的。緊張是因為怕經驗不足出包，而興奮則可能有很多原因，我和當天一同值班的好友皮卡昌的興奮原因則是比較單純一點：可以穿值班服和住值班室。

看過美劇、日劇都知道，穿著值班服的醫師看起來就是特別潮。平常白天時我們都是穿自己的衣服上班，配上嶄新的短白袍，加上胸前那實習醫師的識別證，病人對你沒信心不提，連自己都沒什麼自信了。

但是一旦穿著值班服，這一切就變了。穿著值班服就不一定要配白袍，胸前也沒什麼人在掛識別證，如此一來，就完美地掩飾自己菜逼巴的身分了。並且，在電視劇裡面，常常看到半夜有什麼緊急需要處置的病患，比如說什麼大出血，嚴重創傷等等，然後就會看到穿著值班服的帥哥美女醫師們，英姿瀟灑的穿著值班服從值班室奔波去看病患，並且開始評估病情。

穿上值班服，我也是醫龍

太帥了，值班服一上身，一秒變醫龍！撇開醫術不講，起碼醫龍跟我穿的一模一樣。

皮卡昌是第二次值班了，據說他第一次值班時，有同屆的同學畢恭畢敬地跟他鞠躬説學長好，皮卡昌把這一切歸功於值班服。更棒的是，值班服除了帥氣外，雖然材質不透氣，但是很寬鬆並且很挺，帥度Up！Up！

值班服的好眾所皆知，有些人明明當天就沒有值班，還硬是穿著值班服工作，也有醫學生沒事就穿著值班服在醫院閒晃，不為什麼，就是為了耍帥。雖然好像有點過度吹捧這件便宜的衣服了，不過總之在電視劇的洗腦下，穿著值班服，就是一百分。

值班室則有另外一種想像，在以前還只是見習醫師時，就看過學長從值班室裡推開門走出來，一邊聽著公務機，一邊請第一線的醫護把情況報給他聽，就這樣英姿瀟灑的邊講著手機一邊奔波，仍舊是一個字：帥！

原來值班室長這樣

大概晚上七點我與皮卡昌推開了值班室的門，一走進去就聞到股悶悶的霉味，裡面的櫃子散亂著被各種翻攪過的值班服，兩張書桌上有許多書本被雜亂的放著，並且還有一些塑膠袋，裡面甚至有些放著疑似沒吃完的食物。

媽啊，真是宅氣沖天。

跟想像中的電視劇場景有不小的差距，不過倒是跟我們大一、大二宅男們一起住的宿舍有九成像。四人房的值班室分成上下鋪，木頭的床，資淺的醫師睡上鋪，由於桌面實在是太髒亂了，我們的包包在兩張桌面上完全找不到可以放的地方，所以只好放在我們的上鋪。稍微扶著雙人床把包包放上去，我靠，整張床都在搖，是那種很輕的木頭雙人床，質感最差的那種木質。

更厲害的是，放完包包，才發現皮卡昌放包包的下鋪上竟然坐著一個人，定睛一看，原來是資深的學長，學長盤著腿，腿旁邊放著一個超大型鋼彈模型的盒子，全神貫注地拼裝著模型。雖然很突兀，不過我們還是稍微跟學長打了聲招呼，但學長的鋼彈正做到關鍵處，所以全神貫注的學長沒有理會我們。

場面超級奇怪，算了，先拿值班服來穿吧！

櫃子已經被打開一半，滿滿的淺綠色值班服雜亂地爆了出來，仔細找自己的

Size，卻發現都是值班褲，上衣消失在茫茫的褲海中。最後總算是被我挖到一件上衣，僅存的一件男生上衣，而這也意味著皮卡昌只能去穿女生的M號上衣了。

想不到皮卡昌卻莫名的感到開心，套上了超緊身上衣後，說了一句：「欸你看，我激凸。」值班室已經夠幻滅了，而值班服在皮卡昌講了這句話後，分數也從一百分狂降五十分，連及格都沒有了，而一直都沒有理會我們的學長聽到這句話，也默默的抬起頭來看了一下皮卡昌的胸前。

吸煙、被噴尿才是菜鳥值班醫師的日常

說時遲那時快，皮卡昌的公務機響起來，是神奇寶貝的主題曲！有任務了，就決定是你了，皮卡昌！

「喂？皮卡昌醫師嗎？請來第二手術房！」

「好！沒問題，我五分鐘後到！」皮卡昌自信滿滿地說完，掛斷電話，帥氣的動身前往手術房，正要走出值班室的門口時，看了一下廁所裡鏡子的自己，然後開始抓頭髮，四周洋溢著滿滿自戀的氣息。

「究竟是什麼樣的病患，需要我皮卡昌醫師晚上緊急動身前往手術房呢？」皮卡昌邊抓頭髮邊喃喃自語著。「白痴一個」我一邊換衣服一邊默默地在心裡留下評論。而且抓到他滿意的髮型時，大概已經花掉了三分鐘了，最好是這樣他還能五分鐘到。

幾分鐘後，我的公務機也響起來了，該換我帥了吧！

「蓋瑞醫師！兩床導尿！」公務機另一端傳來的竟然是這句話。別人是進開刀房，我卻是幫阿公導尿這種完全帥不起來的任務，也只能乖乖的去了。

需要導尿的阿公個性緊張又有嚴重的重聽，所以要跟阿公解釋為什麼要幫他導尿時都要用喊的，尷尬度爆表。而阿公在手術後一直都尿不出來，從外觀上就可以看到下腹有一個大大突起的膀胱，尿量大概也是爆表了。

「阿！杯！導！尿！喔！」

「疼……我怕疼啊！」

總之在一陣雞同鴨講後，在阿公女兒的強力鎮壓下，我就霸王硬上弓的幫阿公導起尿來，尿管一從尿道督進去，阿公就淒厲的尖叫起來，大聲到我想整個走廊都聽得到。推送尿管進入膀胱時，阿公則一直嬌喘呻吟，哎唷！哎唷！的叫著。

尿管一進入膀胱，阿公一個扭腰，尿管甩了一下，一堆尿噴了出來，看到尿管失去控制瞬間噴出尿滴的那一刻，時間彷彿停止。馬的，要噴到我了，千萬別噴到值班上衣啊！這樣我就要跟皮卡昌一樣穿女生的Size了！

好險，沒有噴到上衣，只有噴到褲子，不過噴到的位置是褲襠正中央啊！一臉就是我尿褲子的樣子。折騰一陣子後總算是完成了第一個任務，不過這個時候已經狼狽不堪，最慘的是褲襠正中央有一灘尿漬，看起來就像是我尿褲子，但那根本不是我的尿。不去換件值班褲，根本就沒有任何帥起來的本錢，也還好值班室什麼沒有，就是有一大堆值班褲。

和電視劇唯一的相似處

跟電視劇上唯一一樣的就是，在外科的值班真的是充滿奔波，很不幸，在回到值班室換褲子前又陸續來了三通電話，都是緊急的事情。等到有空檔的時候已經是兩個小時候，此時阿公的尿也早就乾了。

總是幻想自己在手術室裡揮舞著器械的英姿，菜鳥醫師實際上做的事情，根本帥不起來。

進入值班室，學長已經消失蹤影，留下組裝到一半的鋼彈模型在床上，而皮卡昌則已經跟完了緊急手術。

「咦？所以你剛剛在手術房負責做什麼？」我問。

「負責吸煙。」皮卡昌說。

由於現在手術許多都用電刀，切開組織時又有兼具燒灼止血的效果，不過缺點就是會有燒東西時的煙跑出來，沒有特別去吸的話會煙霧瀰漫，影響視線之外，還很臭。

皮卡昌負責的，就是拿著類似吸塵器拔掉頭後的軟管，把煙吸掉。

「太鳥了吧？應該有做其他事情吧？」我問。

「嗯……」皮卡昌陷入深思。

「老師開完刀後，有跟我擊掌一下，這樣算做其他事情嗎？」

整整兩個小時，皮卡昌抓完頭髮後，總共吸了三分鐘的煙，以及跟主治醫師擊掌一下。

總計值班了兩個小時，我與皮卡昌戰績如下：

擊掌一下
導尿一次
被病人兒女罵十分鐘
吸煙三分鐘
放鼻胃管，慘遭不情願的阿罵痛毆五下。
路上遇到學長姐和老師，鞠躬三下，打招呼五聲。
做這些超遜的事情要帥起來，大概是不太可能。
一看時間，現在還不到十點，還要撐到明天早上八點後繼續上班，媽媽咪啊！

蓋瑞醫師的OS

實際上參與醫師的養成後，才發現要像醫龍一樣又帥又強，非常難！光要從菜鳥蛻變成資深菜鳥就要好幾年，等到有獨當一面的醫術時，在長年的值班和摧殘下，要有著帥氣的外表，難度也大幅增加！

VOL.02

燃起醫師魂的急救呼叫

醫院裡的百米賽跑

每個醫院都有一個急救的代號，
通常是一串數字，
無論何時何地，
三更半夜或者男賓止步的女廁，
只要代號廣播一響起，
就可以看到無數賽跑選手，
用盡吃奶力氣在醫院內狂奔！

從大五在臨床見習開始，或多或少會面臨到心跳停止的病患，也是從這個時候開始，醫學生們也漸漸地會愈來愈熟悉急救的流程。急救的開始，大多始於醫界宣導的「叫叫CABD」六個步驟。對於民眾而言，所需要具備的醫學知識不需要太多，記得盡速求救並且分配人力去找AED（自動體外心臟去顫器）電擊，以及同時開始心肺復甦就很棒了。

然而對醫學生來講，除了基本的「叫叫CABD」外，還要懂得怎麼評估病患，各種心電圖的波形該給予什麼處置，要如何尋找病患心跳停止的原因，以及怎麼維持病患的血液循環和避免呼吸衰竭……。

要讀的東西以及要背下來的流程有很多，但透過實戰演練，真正面臨急救，不僅能訓練危機時如何保持思路清晰，還能訓練如何的分工，以最有效率的方式急救病患；如果讀了許多書，卻從來沒有實地運用過，就有點像紙上談兵一般，沒能見真章。

一般來說，醫院裡都會有急救的廣播代號，像是9595或者是999，我猜是「救我救我」和「救救救」的諧音。

「9595，地下一樓員工餐廳。」聽到這樣的廣播，附近的醫生們就會爆衝前往廣播的地點，去幫助可能需要急救的病患。但，急救的實戰經驗多寡，有許多影響因素，而對於畢業前的醫學生來講，想要參與實戰的急救更是難上加難。

急救時大多都會由在現場一位醫師擔任領導者，負責指揮並下處置，避免人多嘴雜外，也可以讓每個人力被有效率的運用。想當然，擔任領導的醫師幾乎都會是現場最資深，或者是最富急救經驗的人。菜鳥們就是乖乖戴上手套，輪流準備幫病患壓胸CPR（壓胸是件很耗體力的事），或者跑跑腿拿藥品、送血液去緊急檢驗。

資深的醫師負責下指令，資淺的醫師負責出力壓胸，先了解這樣的背景後，再加上我自己的故事，大家就會明白為什麼還在讀醫學系的醫學生，急救的經驗會如此寶貴，更可以說是物以稀為貴，而對醫學生來講要實地參與急救十分困難，要獲得壓胸以外的經驗更是難上加難啊！

急救廣播喚起醫師魂

第一次有機會急救，是在我剛當上實習醫師的第一週，某天中午，我到地下一

第一次急救衝刺，病患一眼都沒看到，視線被一件件白袍徹底的遮蔽住。

樓準備買午餐吃。突然間，全院廣播響了起來。「登！登！登登！9595，地下一樓員工餐廳。」初出茅廬的我，難得聽到9595的地點如此靠近自己，熱血沸騰的我立馬手刀衝刺到員工餐廳，準備大展身手拯救病患。

完美！員工餐廳離我只有五十公尺不到，衝啊！參與實戰訓練囉！

但是最後，我並沒有參與到急救，本來腦袋中計畫好急救完後要發的FB動態「今天是醫學系以來最有成就感的一天。」自然也泡湯了。我忽略了一點，那次9595的地點是「員工餐廳」，顧名思義，員工餐廳充滿了員工，充滿了比我資深，更有經驗的醫護人員。

手刀衝刺進員工餐廳後，我只看到一大坨學長姐圍繞、聚集在一起，早已溝通好初步的處置，並且完成了初步評估。「欸，發生什麼事了？你知道嗎？」晚我幾秒鐘進來的同學胸毛康湊了過來，試圖了解事發經過。

說實在，我還真的不知道，從手刀衝刺一路到現場，大概幾十秒，想不到卻連病患是男是女都看不到，視線被一件件的白袍徹底的遮蔽住。

可惡，手刀衝刺還不夠快，下次換成握拳衝刺試試看。

急救呼叫再臨

第二次參與急救的機會馬上就來了，一星期後的一個上午，我正在八樓護理站打病歷。「登！登！登登！9595，9B病房21-3床。」喔喔！就在我上面那層樓，也不是在員工餐廳！

很好！馬力全開，握拳衝刺！

一分鐘後，我到了9B，尋找21房，準備進去大顯身手。

最後，我還是沒有參與到急救，預先想好的臉書動態「人生中首次和死神搏鬥。」也沒能成功發出去。

在握拳衝刺的路上，我還邊思考21床會位在哪個方位，讓自己能最快速的到達急救現場，想不到一到9B病房，我赫然發現，21床的方位，完全不需要思考。有一間病房外面，突兀地排了無數個醫護人員，用膝蓋想都知道21房就是那一間。

我湊上前去，病房內已經擠滿了醫師，總醫師、幾個住院醫師圍繞在病床邊給予處置，而實習醫師則排隊準備幫病患壓胸CPR。正如同前面所講的，壓胸是很累的事，通常每兩分鐘就會換人壓，以維持CPR的品質，有這麼多資深醫師在場，我這次唯一可能扮演的角色就是輪流壓胸的人了。這樣也好，人命關天，略盡心力也不錯。

在場的住院醫師學長遞了雙醫用手套給我，示意我穿戴上準備壓胸。

一、二、三、四、五、六、七、八，數了一數，在我前面共排了八個人。轉過頭來，發現在我後面匆匆忙忙跑過來參與急救的，是我多年的同學鐵甲詠，學長也分配了一雙手套給他，不過算起來，如果鐵甲詠要幫這床病患 CPR，要排二十分鐘的隊。

十分鐘後，病患恢復心跳，我和鐵甲詠面面相覷後，默默地回到工作崗位。讀了七年醫學系，衝刺得如此賣力，卻連一絲絲的存在感都刷不到，嗚呼哀哉。

排隊壓胸，也是種學習

能不能參與到急救，地利、天時、人和缺一不可。

以地利而言，台大醫院這種大型醫學中心基本上滿滿的都是醫護人員，幾乎每次廣播完後的幾秒鐘，就有無數個醫師衝向相對應的地點了。此外，就我所知，台大醫院現在有大約二百位來自台灣各醫學系的實習醫師，甚至是其他醫學中心十倍以上的數量，想參與急救？那除了急救地點要離你夠近外，還真的要跑得夠快。好加在，儘管地利不佳，但在我遭遇的第三次 9595 中，天時就站在我這邊了。

第三次的急救，在凌晨三點多時，當時我正準備走回值班室。「登！登！登登！」全院廣播響起。白天聽到全院廣播，各種可能原因都有，找家屬、找醫師、院方公告等等，但在大夜班聽到，十之八九就是有人要急救了。

「9595，13 A 病房7－2床。」

果然來了！全速前進！手刀衝刺 mix 握拳衝刺！

凌晨衝刺起來，特別沒勁，不過由於這時候醫院只剩下值班的醫護人員，所以算一算，我是第五個到達現場的醫師，所謂天時地利人和，想必這就是天時吧！看來，這次可以刷一些存在感了。

快速地，我在總醫師學長的工作分配下，戴上了手套開始幫心跳停止的阿伯壓胸CPR。一下、兩下、三下……壓了兩分鐘後，檢查脈搏，仍然沒有心跳。

「好，換手，下一個人繼續壓。」學長大聲地下指令，而我也轉身準備下一次輪到我壓胸。一轉過身，才赫然發現後面多了一大坨人，值班醫師們陸陸續續地跑來，漸漸的病房又變得水洩不通，算一算，我下一輪的 CPR 大概也是二十分鐘後的事了。

五分鐘後，家屬簽了 DNR，放棄了急救，阿伯也撒手人寰，在家屬此起彼落的哭泣聲中，我第一次急救的現場體驗就這樣結束了，存在感是刷到了一點，但好像也就那麼一丁點。

當時朋友曾經笑我，台大醫學系讀七年，台大醫院實習醫師訓練完，卻只做過壓胸，實在是很不可靠。

參與急救機率，人人不同

其實，在一次次的跑急救中，就算只是在旁邊壓胸，甚至是排隊而已，都可以學習到學長們如何穩定生命徵象，如何給予處置，並且，往往這種高張力的場合下，印象會特別深刻。所以，儘管存在感不多，但其實一點一滴的，經驗也慢慢地在累積中。

而且，每個人機運不同，像皮卡昌畢業前，一次 CPR 都沒有參與過，而我則是前前後後也參與過十來次急救，同一間學校，同樣的課程訓練，每個人能獲得的經驗卻不盡然會相同。

再說，我們朋友中，也有少數人的經驗不是像我們一樣，主動參與各次急救而慢慢累積的，如果說我們的急救經驗是在一點一滴的灌溉中發芽，那他們大概就像天天被颱風灌溉一樣，擋都擋不住。

這些人命運坎坷，總覺得他們隨時都在跑急救，並且他們手上照顧的病患也因為病情太過嚴重，讓人感覺隨時會失去心跳，有時候明明不是值班醫師，卻還是可以在凌晨三點的醫院看到他們匆忙的腳步。

急救磁鐵，林鳳梨醫師

林鳳梨，七年級生，身高一八一公分，體重七十五公斤，家住敦化南路公寓六樓，無不良嗜好，平常沒什麼時間做運動，但上班時間常常透過壓胸 CPR 維持體態和運動量，人稱「旺來仙人」、「台大柯南」。

在民間社會，生意開張時，常常有人致贈紅色鳳梨擺飾，「旺來」象徵財源廣進生意興隆；但在醫院裡，基本上值班醫護沒有人會喜歡「旺來」，鳳梨和芒（忙）果更是兩大來自地獄的果實，所以林鳳梨這個「旺來仙人」的稱號其實算是個嚴重的貶義詞，也代表著他十分不受歡迎。

柯南就不需要多作解釋了，總之就是他出現在哪，哪裡就會有人過世。通常護理師們，只要看到值班的是林鳳梨，第一反應都是翻白眼，然後心中暗自咒罵，今晚可能無法吃飯了。

在病房裡，總醫師分配病患給住院醫師時，也常常出現這樣的情景。「蓋瑞啊，今天給你兩個年輕人病患，都沒有過去病史，一個來裝心臟節律器，另一個明天做心導管檢查。」

「林鳳梨啊，今天有一個九十歲阿伯要給你照顧，他來是因為三天前在家突然昏倒撞到頭，末期腎病洗腎二十年，雙下肢截肢，同時現在有肺炎，有點喘，血壓有點低，可能要找一下原因，並且跟家屬談談如果有可能會死亡的話，要不要急救……」

看到這一長串病史，任何住院醫師多少都會頭皮發麻，心中默默祈禱這位高齡病患病情穩定；但林鳳梨卻不然，冷靜的「喔」一聲，可以感覺出他心如止水，淡漠的神情與滄桑的靈魂，這種病患對他來講早已司空見慣。

他一語不發的點開病歷，閱覽著檢驗檢查報告，海浪滔滔我不怕，如老僧入定般端坐在護理站，氣氛是如此的祥和淡定，這就是我們旺來仙人，我們的驕傲。

林鳳梨是怎麼從普通醫學生修煉成旺來仙人的呢？首先，他一心覺得當急診醫師很帥，所以在選修科目就到急診實習訓練。急診科，想當然爾會面臨許多的急救，也因此林鳳梨早早的就多次親臨急救現場，比起他人，像是選皮膚科的皮卡昌，自然有更多的經驗。

再來，林鳳梨抽籤的運氣堪稱全台最差，當兵時抽到唯一一支外島籤就算了，在病房實習的抽籤也毫不含糊，清一色選到最艱辛的訓練病房。

舉例而言，假設我實習的是泌尿科病房，那麼我照顧的可能就是結石或者攝護腺腫大，來進行手術的病患們，而這些病患們，平常而言大概都可以算健康、活蹦亂跳的人；假如我實習的是腫瘤科病房，那麼我照顧的病患可能會是癌症末期，他們的身體早已不堪負荷，也讓我們隨時都可能需要和死神搏鬥。

除此之外，台大醫院有幾間分院，某分院病患量也不少，但人力卻完全比不上總院的豐沛人力，林鳳梨就是那個總是抽到少數幾支外院籤的人。

我在總院賣力的衝刺，才偶爾能在9595時排隊壓到胸，刷到些微的存在感；林鳳梨在分院的9595，卻是他獨立苦撐幾分鐘後，才有另一個資深學長匆匆到場接手，存在感不僅刷好刷滿，急救完還會全身癱軟無力。

手裡滿滿外院籤的林鳳梨，想不參與急救都不行，幾年下來，他已經身經百戰，對各種急救場合的流程倒背如流，我看林鳳梨的勞碌命大概永世不得翻身了。

不過，隨著急救參與次數愈來愈多，說實在，現在都很怕聽到急救的廣播，和學生時期的心態早已不同。每次的急救，不論是否成功的救回病患，高壓力的現場和伴隨的家屬情緒，都無比耗神累人，成功救回當然很好，但病患也已經歷過多次的電擊和插管等侵入處置，終究很難面面俱到。

偶爾，會有急救且復原良好的病患開心的分享他們現在的生活，但在急救成功的背後，多的是死神的勝利，或是急救回來的植物人，生老病死悲歡離合的情緒，往往也衝擊著急救現場的醫護們。

也因此，儘管現在還是賣力地手刀衝刺著，但心中早已不是那熱切希望能參與急救的醫學生，腦中想的是希望病患能突然好轉，或是家屬減輕病患痛苦，讓病患舒服的離開。

急救流程，每個人都該知道

在醫院裡面，急救的重要性與專業無庸置疑，但心跳停止的案例卻常常發生在院外，可能有許多人，也早已經歷過身邊的人、或路邊的陌生人突然應聲倒地，面臨可能需要急救的場合。

莫驚莫慌莫害怕，一樣是回到「叫叫 CABD」的六個步驟，落實了這幾個步驟，我認為就民眾而言，也算仁至義盡了，甚至可能成為眼前這位昏迷不醒的人生命中的貴人。

然而，中間其實有個小細節，在於「記得評估倒地的人是否有脈搏」，沒有脈搏的話就放手去壓胸，有感受到脈搏的話，就不用去幫病患壓胸了。

當然如果對於有沒有脈搏沒信心的話，要CPR讓自己心安也是OK。

大六時，急診診間來了一瘦一壯兩位阿伯，以及一位憂心忡忡的阿姨，瘦阿伯駝著背，表情猙獰痛苦地呻吟著，壯阿伯則泰然自若。

「我早上在公園運動看到他倒在地上，意識不清，馬上衝過去幫他CPR。」壯阿伯自信滿滿地說。「壓了十幾秒後，他就好了，他老婆讓他吃點東西休息後，我們就一起來急診了。」壯阿伯熱心的補充。

詳細問了病史後，得知瘦阿伯長期血糖控制不佳，早上在家裡量血糖常常都很低，今天沒吃早餐就出門運動，發生意識不清很可能和低血糖有關。也就是說，那幾十秒的壓胸大概是多餘的，壯阿伯也表示，他不知道在壓胸前要先檢查呼吸脈搏。

「阿伯，你要小心注意低血糖噢！現在還有沒有哪裡不舒服啊？」主治醫師問瘦阿伯。「胸……胸口很痛，感覺好像要裂開一樣。」阿伯費力地說。最後，我們讓瘦阿伯去照了胸部X光，看著幫他壓胸的壯阿伯那魁梧的身材，說不定瘦阿伯真的斷了幾根胸骨。

「哇賽！大哥你很壯欸，你平常都做什麼運動啊？」我好奇的問一身肌肉的壯阿伯。「我噢，沒有啦！我都在公園推樹木拉拉單槓而已啦！前後也有十幾年了。」阿伯得意的說著。

推了十幾年的樹木，雖然我無法理解那是什麼運動，不過這種人壓胸想必內力深不可測，力道渾厚。看著瘦阿伯坐在輪椅上，臉部緊繃皺著眉被推向X光室的身影，我只能幫他祈禱，並考慮在自己的胸前，刺個「先查脈搏」的刺青。

蓋瑞醫師教你什麼是「叫叫 CABD」

「叫」：檢查眼前的病人的意識與呼吸。

「叫」：趕快打 119 叫救護車，並且去找 AED 來。

「C」：胸部按壓，每分鐘至少一百下，每下至少下壓五公分。

「A」：壓額抬下巴，讓呼吸道保持暢通。

「B」：若沒正常自主呼吸，口對口人工呼吸兩次。

「D」：使用 AED 進行急救電擊。。

VOL.03

大哥，你可能要住院

菜逼巴醫師的無限上綱

如何練就一身下診斷的好工夫？
當然要從敏銳的觀察力與縝密的推理開始。
見微知著是下診斷的精髓沒錯，
只不過，在最開始的訓練中，
可是充滿了讓人哭笑不得的歡樂診斷呢！

醫學生都經歷過，進臨床後會有一坨拉庫的討論課來教你怎麼下診斷。比方說，下腹痛。是悶悶的痛，還是超級絞痛？每一個問題都很重要，並且也收關診斷以及後續治療。

不得不說，資深的醫師們到了後期，下診斷的功力早已到另一個境界了，甚至病患一進入診間就大概猜到診斷了，並且在後續的抽血檢查、電腦斷層都更證實他們的診斷。有時候病患人看起來好好的，但他們卻還能在蛛絲馬跡間找到問題點，並給予適當的處置，資深老道的醫師看病患，就是颯爽、就是乾淨俐落。

菜鳥醫師練習在不疑處有疑

那麼，資淺的實習醫師又甚至是再菜一點的醫學生呢？

醫學系大一、大二學的東西是微積分、普通物理。在這兩年我想大概95％的醫學生很難攝取到太多臨床知識；大三、大四學的東西是：大體解剖和生理藥理，這些東西雖然聽起來和臨床息息相關，但有一個很大的問題，在於教科書上的東西大多是西方人寫的，所以著墨較多的點往往和我們台灣的情況差十萬八千里。

台灣上一代的國病—B型肝炎，就是個很好的例子。

西方世界大概沒幾個人有B型肝炎，自然也不會有太深厚扎實的相關知識教導，但這個病在現在的中年人口中可是無比盛行，重要性不言而喻。除了疾病盛行率在各國不同外，往往在書上看到效果最好的治療方法，在現實中根本無法普及，要不自費幾十萬百萬，要不根本沒有引進到台灣，又或者還在實驗性階段，不確定會不會有嚴重副作用。

醫學生們在進入臨床前，所接觸的醫學知識大多是從教科書上以及老師的上課投影片，這些在紙本文字上學到的東西，要如何套用在我們面前的病人身上，就需要經驗的整合了。

舉一個最基礎的例子，我們會從課本上學到有些免疫疾病典型症狀有紅疹。

但說真的，紅疹這兩個字充滿聯想空間，走在路上常常都可以看到一堆身上紅紅的人，每個廣義的說起來都可以算是紅疹。曬完太陽臉紅紅，有青春痘臉也紅紅，害羞臉也紅紅，抓癢抓完也紅紅，那這些皮膚變紅跟嚴重免疫疾病的紅疹有什麼不一樣呢？這當然有賴臨床經驗的累積去判斷。

有一類型的醫學生，在剛領到白袍進入臨床後，沉浸在帥氣白袍的光環裡，滿心想要當個神醫，仔細的在病患的一字一句中尋求線索。這種人下的診斷有時候會很偏離現實，大多來自於過度的解讀小細節，不疑處有疑，看到病患咳嗽個幾聲，深思片刻，想了又想，覺得應該很嚴重，就下了肺炎的診斷。

「咳……咳！咳！」

「唉唷！阿伯，我看你這可能是肺炎，等一下我跟上級醫師討論你要不要住院觀察齁！」

「咦……我只是嗆到自己的口水捏……」

大概就像這樣的情節，常常發生在這類型的醫學生上，最狂的一類。

超音波課的瘋狂診斷初體驗

很不幸的，大五時，我們這組大概都是這種最狂的醫學生。

我們這小組大概是三到四個人：皮卡昌、鐵甲詠和我，有時候會多一個鯉余王，不過鯉余王整天都在滑 iPad，所以戲份不多，沒什麼存在感。

在外科見習的時候，我們就聽說過別組曾經在上課互相掃腎臟超音波的時候，幫同學掃到了一顆大顆的腎臟結石，也順利的開刀拿掉。我記得在探望那位住院的同學時，他還秀出裝著他的巨大腎結石的透明瓶，半帶炫耀的說：「如何？是不是很大啊？哼哧！」

聽了真不是滋味，這麼酷的事竟然讓別組遇到，可惡！怎麼能讓別組專美於前呢？於是我們，摩拳擦掌滿心期待的等著，終於到了超音波課程的那一天。別組找到腎結石是吧？馬的，我們一定要找到一個更嚴重的疾病，不然至少也要找到一顆更大的結石！

老師還沒講解完超音波的基本原理以及腹腔器官要觀察的特徵，我們已經急著把同組的組員們押上檢查床，不安份的拿著超音波探頭磨刀霍霍了。

老師剛講完，鐵甲詠已經被我們壓制在檢查床上，脱去上半身衣物固定著，用探頭在他身上四處游移，因為鐵甲詠真的是很怕癢，所以探頭在他身上移動時他一直呵呵的傻笑扭動，笑得花枝亂顫，讓整個超音波畫面晃來晃去的。

「老師，請問一下？如果病患像他這樣無法配合的話，是不是該進行全身麻醉？」我們超狂，掃個超音波就想到要全身麻醉。

老師愣了一下，告訴我們，大概是我們探頭施力得不好才會讓他這麼癢。「另外，沒有人做超音波在全身麻醉的，我也不知道要如何解釋，總感覺好像是常識啊！」語畢，老師接手皮卡昌手上的探頭，開始幫鐵甲詠掃起超音波。

老師說的話有幾分道理，在老師接手過去後，鐵甲詠也停止嘻嘻嘻的笑了。「同學，你身體目前都沒有看到什麼問題喔！很好！」老師微笑的邊擦拭探頭邊告訴鐵甲詠。鐵甲詠開心的下了台，而其他組員則悵然若失，平淡無奇啊，好歹也來個腎結石吧！

接著鯉余王就上檢查台準備接受檢查，但是由於老師那個時候開始跟我們討論超音波進階需要注意的事項，所以大家就邊聽邊幫他做檢查。想也知道，以第一次用超音波的醫學生這般功力，邊聽課邊掃超音波，後果就是兩邊都沒顧好。老師講什麼全都忘了，然後探頭也是在鯉余王身上隨便嚕個幾下，結束。

「好！掃完了！下一位！」

「咦啊？你們有掃什麼嗎？」

鯉余王把上衣拉下來，一臉困惑的再確認一次檢查結果，到底掃了哪些東西？到底有沒有異常？「唉呀！不管了，總之你的掃完了，別問那麼多，就降！」鯉余王就這樣被拉下台，不僅不知道自己健康與否，還被其他人兇了一頓。

換我登場，被檢查

下一個換我躺上檢查台，說真的在被掃超音波時，深怕自己被檢查出有什麼疾病，心中一整個七上八下的。躺在台上，看著其他組員滿臉興奮，期待著看到什麼嚴重的疾病時，真的想一拳尻下去，是說剛剛我也是他們的其中一員。「老師，可以請問一下，他這個肝臟比起他的腎臟，怎麼在超音波下好像比較亮一點。」馬的，一聽就知道他們在裝蒜，聽這敘述就知道是脂肪肝，只是他們硬要請老師再來講解一次，給予我滿滿的羞辱。

「喔？這個就是最常見的脂肪肝，哈哈哈！同學，吃得不錯嗅！」

「哇！老師怎麼知道，我們這同學真的都吃得很好欸！」

他們繼續此起彼落的亂起鬨著，台上的我看著超音波畫面再次的在我肝臟跟腎臟的交界處比劃了一陣子，多次確認並且移出一個小鼠標標記後，才繼續掃到下一個畫面，一群王八。

在我飽受羞辱的下莊之後，皮卡昌當做壓軸登場。前面三個人，鐵甲詠完全健康、鯉余王大家忘記幫他看需要注意的點，我有脂肪肝，大致上都沒有太大的問題，要超越其他組別的腎結石，我們的希望都放在皮卡昌身上了。最棒的是，老師因為有急刀而去開刀了，留下我們幾個可以肆無忌憚的使用超音波機器。

皮卡昌一上檢查台，我們仔細的從每一個器官鉅細靡遺的尋找問題，風聲鶴唳，每一個不疑處都有疑，而且甚至從會陰處開始向上檢查起來。

「欸，你膀胱好大。」

「靠夭喔，我想尿尿吼，掃快一點啦！」

「用探頭壓一下他膀胱試試看。」我們幾個竊竊私語。

探頭一壓下去，一堆細微的泡泡從尿道往上沖，畫面上一串小泡泡不斷的往上噴，由於看起來很酷很壯觀，於是我們又多做了幾次。

「別再壓了！掃……其……他……地方……好嗎？我想尿尿！」皮卡昌怒吼。

掃到下一個畫面，腸道。

「欸，你便便好多。」

「壓壓看。」又有人在竊竊私語。

到這邊，皮卡昌已經不想理我們了，無語問蒼天的躺在檢查台上。

一路掃上去，都看不太到明顯的異常，就連脂肪肝也都只有輕微的。

最後，掃到膽囊，大家看到了一個小顆粒，在超音波下是亮的，量起來超過了一公分。

這……這是……看來皮卡昌果然不負眾望啊！下診斷囉！

根據我們讀到的標準，除了皮卡昌以外的組員一致通過我們的診斷。

「欸你可能得了膽囊癌。」我們難掩興奮之情的宣布。

完美，超越腎結石的存在。

皮卡昌完全不相信，他坐起來，看著我們其他人，留下了一句：「你們有病，我沒病。」看著他默默離去的背影，看來或許打擊太大了，可憐的皮卡昌。

據說，芒刺在背的皮卡昌之後還是去給學長掃超音波，而學長在幫他掃完後，微笑地說：「學弟，一切都很OK喔，別擔心！膽囊那個是瘜肉，而且很小，沒有一公分啊」皮卡昌當下，大概在心底咒罵我們好幾百次吧？。

是時候展現自己臨床的訓練成果了

上個星期，我在吃完晚餐後，感受到右腹一陣劇痛，看來是個給自己下診斷的好機會了，上吧！

首先，右腹絞痛，不論是按壓或是放開都很痛，好，配合一些身體檢查！在重重的自我檢查後，我決定前往醫院的急診去報到，在精闢的檢查後，我猜我應該得闌尾炎了，趕快做處理。

於是，我來到檢傷處，想不到當我正要開始檢傷掛號時，肚子卻慢慢舒服了起來，緊皺的眉頭也舒緩了起來。糟糕，怎麼就這樣慢慢好了？連一點疼痛的感覺都沒了啊！

檢傷護理師默默的看著我，等著我提供更多的症狀描述，而我心中則暗自喊著不妙。馬的，看來又下錯診斷了。

最後，我從急診室落荒而逃，並且暗自懺悔又為急診室的護理人員加重負擔的同時，我不禁期盼成為資深醫師的那天到來。

蓋瑞醫師的OS

下錯診斷其實也是很好的學習，犯錯的經驗往往更刻骨銘心。在此特別感謝那些肯包容醫學生錯誤的病患、家屬和醫護人員，你們是最棒的老師！

VOL.04

高級科學水泥灌頂

嚇壞病患也在所不惜的科學態度

王水泥是個奇葩醫師，
堅持不用感冒這個通俗的詞，
只因為在他心中，
這兩個字並不是百分之百的科學。
不過，說是這樣說，
但這傢伙卻因為十分無厘頭的理由，
堅持不碰雞蛋。

讀醫學系的人，八成都是理工組上來的，從小到大的教育無不崇尚科學的思考與縝密的邏輯，在讀醫學系的七年更是接受著徹底的科學教育。醫師王水泥就是這樣的科學崇拜者之一，他的水泥腦不是坊間傳統的水泥腦，他的腦袋灌的是高級的科學水泥。

科學水泥腦的他，鮮少能忍受別人在他面前講不科學的話，只要有人在他面前提到「不科學的思維」，不管當下場合適不適當，他一定是先糾正再說。如此機車的他也律己甚嚴，總是百分之百的要求自己講的一字一句都很科學，不論是在病情解釋或者和醫病溝通上都是如此，絕不苟且。

沒人能懂的醫囑

看他和病患互動超級有趣，幾乎每一次，都可以看到病患困惑錯愕的神情。

「醫生，我的寶寶剛剛的電腦斷層有看到什麼問題嗎？」年輕媽媽抱著剛出車禍的小孩，焦急地問。

「有，在左側大腦鐮附近有硬腦膜下血腫，這個要住院觀察。」

「硬腦……血腫……什麼的，那個是什麼？很嚴重嗎醫師？」媽媽聽到一串詭異生硬的醫學術語後，第一反應，想當然是追問下去。

「硬腦膜下血腫是硬腦膜和蜘蛛網膜之間的血腫，嚴重情況視出血量以及臨床症狀而定，你小孩出血量大概不到三毫升，保守觀察是比較合理的作法，暫時先不考慮外科手術治療。」

當病患媽媽還在消化這句落落長的話背後的艱深含意時，王水泥甩甩白袍，告訴病患媽媽剩下的問題都可以問蓋瑞醫師後，帥氣的離開。

「那個……不好意思……我還是沒有很懂，可以再講一次嗎？」困惑的媽媽看著我，面帶愧疚的再次詢問。

「沒關係，我可以理解。」百分之百可以理解的，到底有哪個民眾可以消化這樣的話？

「你小孩撞到頭後，電腦斷層看到一點點腦出血，但出血量不大，所以暫時先不用開刀，住院觀察就好了。」

「喔喔！原來是這樣，不好意思，我剛剛還沒聽懂……」

不用不好意思，王水泥就是這樣的一個醫生。

就連平常說話都要精準的水泥腦

在王水泥的字典中，是沒有「感冒」這種用詞的，他一定是講標準的「懷疑感染」這四個字，然後再追加說，可能是細菌或者病毒感染，但也不能排除其他罕見的微生物感染或者病因。總之，他跟病患互動就像在幫醫學生上課，用字標準專業，一絲不苟。

「欸！水泥哥啊，你幹嘛不直接講他感冒，然後幫他治療就好，在那邊扯一大串，病患反而一頭霧水不是嗎？」有一天，我實在是忍不住的問了他。

「我跟你講，我沒辦法講出不科學的話，我如果不這樣講，就會覺得自己講得不精準，心理就會有個疙瘩。」

「另外，心理有疙瘩是借代修辭，只是形容內心的不適，並不代表心臟真的有結構上的突起。」

「呃……好的水泥哥，我理解了。」

「話說蓋瑞，你剛剛說病患會一頭霧水，其實這說法也怪怪的，要也是汗水，頭怎麼會有霧水呢？你說對不對？」

「唔……對對對。」

「啊還有，我其實一直覺得中文裡面『心裡有個想法』這種說法很不OK，明明就是大腦有想法，而不是心臟有想法……」

「夠了夠了，水泥哥，我懂你的意思了，真的。」

堅若磐石的科學水泥腦，非這傢伙莫屬。

不吃鳳梨、芒果的不成文規定

王水泥學長一直忠實的呈現他的科學水泥腦，直到某一天，在中午的時候，我和他在醫師室裡啃著醫院的營養部便當，而我赫然發現，王水泥在吃糖醋魚片時，都會默默的把鳳梨挑出來晾在一旁。

待過醫院就會知道，在醫院有些不成文的習俗，鳳梨和芒果就是很好的兩個例子。這兩個水果堪稱第一線的醫護人員最敬而遠之的黑白無常，只因為在諧音上，

「旺」來和「忙」果都暗示著忙碌興旺的工作，在已經不堪負荷的醫院中，沒人會想要讓自己增添工作，所以許多醫護人員都避開這兩種東西不吃。

雖然說在外人眼裡，這種醫院裡的迷信可能很可笑，但在我們眼中可不是如此，在醫院工作千萬別鐵齒，有時候一旺起來，整晚不能睡就算了，還可能會無暇顧及病人的健康，害人害己啊！

但避開鳳梨不吃不該出現在王水泥身上啊？這仁兄不是以精密的邏輯思考、嚴謹的科學思維自詡的科學水泥腦嗎？怎麼可能會跟大家一樣相信旺來這一套，甚至大費周章的避開鳳梨來吃咧？

好，讓我來弄清楚到底發生什麼事。

「水泥哥，你不喜歡吃鳳梨噢？」先旁敲側擊一下。

「不會啊。」

「咦啊？可是你怎麼都把鳳梨挑出來？該不會你對鳳梨過敏？」繼續裝傻的套話。

「哇賽！蓋瑞，你這問題有夠低能的啦！你難道不知道在醫院本來就不該吃鳳梨嗎？會『旺』來欸！」

什麼？這傢伙竟然有臉理直氣壯的這樣回應，還一臉困惑鄙視的看著我。

王水泥，你身為科學水泥腦的自尊都放到哪裡去了？還不是因為你都堅持你是科學思考，才逼得我必須搞清楚你為什麼也會不吃鳳梨？

「喔這樣啊，那水泥哥，芒果你吃嗎？」

「芒果太好吃了，所以我只有值班的當天不吃，但鳳梨我可是整整戒了兩年了咧，哼哧！」「而且蓋瑞我跟你講，我覺得沒吃鳳梨有差，現在值班沒有以前那麼忙。」

不知道為什麼，這些話明明也很不科學，但王水泥講起這些話就不會心裡有疙瘩。更超過的是，在後續的對話中，我發現這位科學崇尚者，在醫院裡該遵循的迷信一個都沒少。

實驗證明，迷信可能是真的

在值班時，假設當下不忙，也很少會有值班醫師說：「我現在不忙。」

我們相信，一旦講出來，我們的氣場就會破功，開始會有大大小小的事出現，好比說哪個病患胸口疼痛、喘不過氣……總之，不忙的時候就乖乖閉嘴休息，這是住院醫師的鐵則，而王水泥也和大家一樣奉行著這樣的戒律。

在值班室裡，王水泥也固定放著一包乖乖餅乾，同時祈禱著讓值班時病患都乖乖的，以及在醫院裡那些非人世間的東西也都能乖乖的。那包乖乖是不能吃掉的，一吃掉氣場就會變差。除此之外，王水泥每次值班要睡覺時，假如值班室除了他之外沒有其他醫師，他一定開著燈，在一片燈火通明中睡覺。

「我會怕柳，蓋瑞你不覺得，醫院一定很陰嗎？」王水泥說著。

水泥哥，你真是愧對你的科學水泥腦，雖然說我也會怕，但畢竟我沒有以我的科學思維沾沾自喜，所以我是無辜的。

如願娶得美嬌娘，靠的是……

最瞎的是，王水泥在大六時就和他老婆結婚，原因無他，只因他在大二時聽學長們說過，醫學系的學生們在大七當實習醫師的那一年，因為工作太鬱悶以及來自各方的壓力，感情會面臨危機，並且會出現分手潮。

王水泥表示：「當時，大我五屆的學長那班，整整有四對班對在畢業前分手，其他和圈外人的也是分手的分手，吵架的吵架，而且幾乎都是愛情長跑很多年的！有夠讓人擔心的啦，嘖嘖！所以不管怎樣，我當時就決定一定要在大七以前和女朋友結婚。」

大七有分手潮這個說法我比較少聽說，但王水泥除了深信不已外，狡猾猥瑣的他，還在大六時逼婚成功。他用心籌備了浪漫的求婚，除了找一堆女朋友的閨蜜助陣外，還在大庭廣眾下帶著一堆道具浩浩蕩蕩的求婚，並且全程錄影。

「哼哼，我那個求婚有夠浪漫，只能用被愛情沖昏頭來形容我老婆那時的樣子，一個腦熱就答應嫁給我了。」王水泥說得非常起勁。

「當然啊，那麼多人在看，還有錄影，又一堆她的好朋友一起用心準備，我猜她也不好意思拒絕啦呵呵！」他得意洋洋地說起當年的詭計。王水泥心機真的有夠重，還好他們夫妻倆人現在感情很好，要不然真的是誤人一生。

不過，為此做到這種程度也太浮誇了吧？

「水泥哥，冒昧的問一下，你不是最講究科學思考的嗎？怎麼感覺你在這方面，都快要比我阿罵還迷信了？」他的行為實在是太兩極，實在是有釐清的必要。

聽到這個問題，王水泥停下了手邊的筷子，嘆了一口氣。

科學之外，無可救藥的迷信

「我以前也是很不信邪的，鳳梨芒果樣樣來，看到護理站放乖乖餅乾還會嗤之以鼻。直到有一天，我從捷運站出站，路過一位在化緣的尼姑時，順手給了他幾個零錢後……」

等等？尼姑？

「尼姑突然激動的握住我的手說著『你以後千萬不能吃雞蛋，千千萬萬不行！切記』，當下心中覺得有夠荒謬，所以我也沒特別注意，中午的時候還吃了一碗雞肉親子丼。」

劇情就這樣超展開了，在吃完親子丼不到一小時候，見習醫師王水泥手上唯一的一床病人，一位來醫院做簡單切片檢查的阿伯，突然心肌梗塞，健康狀況急轉直下，讓護理站忙上加忙，眾人雞飛狗跳。

但這時候的王水泥，還沒有把這件事和親子丼做連結，畢竟心肌梗塞也不是什麼罕見疾病，就此把這病人的病情歸咎給親子丼，對親子丼不太公平。

不過在之後，王水泥漸漸的發現，怎麼好像每次他吃了雞蛋，手上病人的病情就會出現意想不到的轉折。

「去拉麵店吃碗麵配溫泉蛋，隔天到醫院，值班的學長告訴我，學弟，你那床病患昨天吃東西嗆到，過世了。」

「早上吃個麥當勞的蛋堡，到病房時跟坐在輪椅上的阿姨打招呼，結果之後阿姨竟然在出院前跌倒骨折。」

幾乎每一次，吃完雞蛋的王水泥都會像名偵探柯南一樣，讓周遭的人陷入生命危險。儘管他打從心中不信，但罪惡感終究是一點一滴的累積了，擁有僵硬科學水泥腦的他，推導出了一條不怎麼科學的公式：

王水泥 ＋ 雞蛋＝出人命　〈王式定理〉

「而且馬的，就連吃蛋糕都不行！」從這公式問世的那一天起，他不再吃雞蛋相關的任何食物，而也是從那時候起，他千呼萬喚的，終於從名偵探柯南變成普通的醫學生。

有了吃雞蛋的慘痛教訓後，儘管在大部分的時間王水泥仍然堅守著科學思維，但在那剩下的時間簡直是無可救藥的迷信。

隔年大六，他逼婚當時的女朋友，好啦，浪漫的求婚。

再隔一年，開始值班後的他，鳳梨和芒果全都不碰。

畢業後當住院醫師，他固定會在值班室放一包乖乖，祈求平安。

明年，他會帶他老婆去法國和倫敦看她最喜歡的網球四大公開賽，因為他相信結婚會有「七年之癢」，明年他們夫妻應該會癢起來，要事先計畫點浪漫的行程聯繫感情。

只能說，最能有效改變一個人堅守的信念的，莫過於挫折了。在磨練和苦難中，任何人的想法都可能會變，好人會變壞人，科學水泥腦也會變迷信。

「話說回來，院方竟然在提供便當時，偷偷在糖醋魚片中加鳳梨，看來資方立場果然和第一線人力不同，醫院經營者真的有夠陰險狡猾的！故意要陰我們第一線的醫護耶……」看著挑出來的鳳梨們，王水泥忿忿不平地說。

慢著，那道菜本來就很常加鳳梨吧！這傢伙的想法也太執著了吧。

看來，不論是科學還是迷信，唯一不變的就是那固執的水泥腦啊！

蓋瑞醫師的OS

雖然西醫崇尚有幾分證據說幾分話，但大多數人對於迷信，仍然抱著寧可信其有的心態。畢竟，人命關天，大概沒有醫師想和迷信過意不去的！

VOL.05

帥哥人生成就達成

早餐店的春天

為什麼想當醫生？
這個問題的答案其實已經不太清楚，
或許那份使命感以及熱情的確是已經內化在心中了。
是說在進入臨床後，
我意外找到了想當醫師的答案之一，
每天，都會有阿罵阿公叫我帥哥，
那感覺真不賴。

醫學系面試時，考官老師問了我：「同學，為什麼你想要考醫學系？」老實說，這題每個人都有準備，而且大概也清一色是官方版本的回答。我挺起了胸膛，用誠懇的語氣回答眼前那六位笑吟吟的老師，落落長的發表了早已熟練的台詞，大概講了上千個字。「我啊，覺得，醫生是很有成就感的工作，不僅能拯救……」

醫學系畢業後，再回頭檢視自己當初的答案，才意外發現，就算在大七那年當的是最被瞧不起的實習醫師，做的是最藍領的雜事，卻莫名的會在許多地方得到成就感。舉例來說，光大七實習的那一年，在外貌上獲得的肯定，就遠遠超越人生前二十四年的總合了。

要知道，不論是在早餐店、小吃店或者是逛街時，不免俗的，阿姨阿伯們為了拉攏你消費，超常採用瘋狂吹捧這一招。「帥哥，你的吐司好囉，下次再來喔！」我想這是每個人的早餐店共同回憶。

「帥哥，阿姨看你印堂發黑，這個護身符給你帶著好不好？一個兩千元保平安。」西門町竟然會遇到強迫推銷護身符的大媽。

「來妹妹，這個蘿蔔糕是那邊那位帥哥的！吼不是那個啦，這位啦！」馬的，工讀生竟然把我點的餐送給別人，以後不來了。

而除了這些地方外，我人生中被叫最多次帥哥的生涯顛峰，無庸置疑的就是在醫院裡實習的那年。

我是帥哥醫生？

實習醫師上工第一天，我向每位由我負責照護的病人自我介紹，並且進行些簡單的病情討論與解釋。光是第一天早上，帥哥這個稱號冠在我身上的次數，就超過十次了。

「唉唷，我爸爸麻煩你了柳，帥哥！」

「好，哇帥哥！你很年輕喔，麻煩你了。」

「帥哥！你們醫療團隊怎麼決定，我都可以配合啦！」

「帥哥」這兩字如滔滔江水般源源不絕，以人生中從來沒有過的超高頻率，持續出現著。

說實在，只要好好和病人溝通，病人和家屬大多會客套地叫你一聲帥哥，不然

人生中被叫最多次帥哥的生涯顛峰，無庸置疑的就是在醫院實習的那年。

大概也不知道該怎麼稱呼眼前這一臉大學畢業生樣的年輕人，畢竟實在是太沒醫師樣了。

常常會聽到說，成就感是沒辦法被衡量的，這點在我身上不一樣。在我心中，帥哥已經變成一種單位，只要被叫一次帥哥，我就會得到1帥哥的成就感，在二十四歲以前的人生，每天再怎麼拚，吃兩次早餐，午餐晚餐都吃小吃店，晚上再去西門町或夜市逛，了不起一天頂多賺到6到7個帥哥。

二十五歲那年，開始在醫院上班，氣場整個變了，光第一個早上就得到了10帥哥的成就感，用想的就熱血沸騰起來了。要是再加上值班顧一整個病房的病人，急診班會陸陸續續有新病人，哇賽，一天要賺到50帥哥搞不好都不成問題！

帥哥成就快速累積中

第一天下班後，回家和老婆炫耀今天早上加下午賺了20帥哥的成就感，想當然，她的表情充滿歧視和困惑。「誰會在意這種東西啊，根本沒有人吧？而且病人和家屬百分之百都是在跟你客套，你應該也知道啊！」老婆這樣幫我分析。但是，我這個人很簡單，客套也好，心中實際上覺得我長超醜也好，只要叫我一次帥哥，我心中的成就感固定就會增加1帥哥。而且，在當了好一陣子實習醫師後，才發現老婆大錯特錯，在意這種東西的人，意外的多。

正在看這本書的你，相信已經有所感覺，以皮卡昌的個性，絕對超在意。但除了他那種典型的怪人外，竟然還有資深主治醫師，甚至到了教授，還在意著這種客套話。

「唉，自從我的年紀超過三十五歲後，病患都叫我王醫師，除了老阿姨之外的病患都不會叫我帥哥醫師了。」

「升上教授後更慘，就連老一輩的病患都開始叫我教授或王醫師，完全沒人叫我帥哥了。」

台大資深教授的一席話，說實在震驚了我。

想不到，竟然還有人跟我們一樣無聊，在意這種莫名其妙的事。但是，也讓我體認到，做醫師要趁年輕時，多賺個幾帥哥，不然以後大概是沒機會了。當然，這只適用於不是帥哥的醫師，真的是帥哥的話就沒關係了。

每天進帳 50 帥哥，成就讓人熱血沸騰。

到底誰才是帥哥醫師

我永遠記得，在某次白天的護理站，來了一個病患家屬，在護理站外喊了一聲：「帥哥醫師，麻煩一下！」護理站內當時有包含我和皮卡昌在內的三個實習醫師，一個住院醫師學長，全部都是男的。

聽到這一聲呼喚，大家皮都繃緊了起來，面面相覷。

在那個當下，可以清楚感受到，在場的大家，根本超級在意究竟誰是家屬口中的「帥哥醫師」。學長更囂張，學長環顧我們的表情，滿是得意與自信，彷彿他已經 Hold 住全場一樣，準備起身去回應家屬的問題。

想不到，家屬直接找上了我。

在開獎的那一刻，我看到了學長那傻眼的神情，那震驚的眼神讓人神清氣爽。學長和其他兩個人就像喪家之犬般，回去做自己手上的工作。而我，則贏得了１帥哥，又是美好的一天。

當醫師就是這麼有成就感，積極一點，每天多找病人和家屬聊天刷帥哥，三十

CHAPTER 2
醫界妙事

歲前賺到人生中的第一桶帥哥，我想並不是夢。

蓋瑞醫師的OS

臨床上除了幫病患治癒疾病、獲得病人與家屬的肯定，會有成就感之外，也是有許多小確幸來自於其他面向，下次看到男醫師，不管三七二十一，帥哥叫下去就對了。

VOL.06

滾瓜爛熟的臨床技能

抽血、導尿

抽血、導尿這些臨床技能雖然基本，
不過凡事總有第一次，
在真正上戰場面臨病患和家屬的壓力之前，
就先從同學身上開始練習吧！

一到大五，醫學生們便會進入臨床學習。由於大四之前大多只學過課本上的知識，也因此，系上會在暑假前後安排一系列的臨床訓練來幫助銜接醫院生活，而這些訓練，就是面對病人的的第一線必修技能。

臨床第一線醫護最需要做什麼事咧？抽血、導尿一定不會少。也因此，系辦公室貼心的幫大家安排了一系列的訓練，包含抽血、導尿、心電圖、換藥與留置導管等模擬練習，並幫大家分好組別與訓練時間。第一次接觸的東西總是讓人興奮的，在訓練的當天，我們這組的組員一臉興奮的來到台大臨床技能訓練中心。

「哇賽！等等就要抽血了欸，我好期待啊！」一路上，大家開心的聊著。

走進第一間教室，桌上早已經放好了一排模型手臂，完全真人比例的手臂，做得很逼真，還有幾條浮起來的血管，血管裡面透過機器打入流動的紅色糖水當作血液。臨床技能訓練就是要這樣嘛！最逼真的體驗，齁勝！

殘酷的互相傷害

在大家坐定位後，負責抽血訓練的護理師學姐走了進來，開始詳細的介紹院內抽血的流程，該注意的一些清潔無菌的步驟，以及找血管及入針的技巧。

大家應該都有類似的經驗，即便心裡知道該認真的聽講，但當周遭有一堆好朋友和同學時，學習的效率就會異常低迷，我們也不例外。在老師介紹器材以及講解時，我們正拿著假手模型拍打彼此，一邊聊著暑假的計畫。

「好，那麼我就講到這邊。」老師終於講完了，可以開始抽糖水囉！

「練習完模型手之後，就兩人一組來找我考試，兩人互相抽血就是這次的評分項目。」

慢著，老師說什麼？

考試？兩人互抽？

在還沒反應過來時，老師已經開始念分組名單，而等到我回過神來時，我只希望跟我同一組的是皮卡昌或者鐵甲詠。因為如果是他們的話，第一針沒抽到血還可以多插幾針而不會有罪惡感，要是跟嚴肅上進的同學一組，由於剛剛都在玩鬧，要面對一起上課不專心的同學，練習相互抽血時，簡直是慷慨就義般悲壯。

是一針沒抽到的話，我無法想像那尷尬的愧疚。

「鐵甲詠和蓋瑞一組！」老師宣布了。

萬歲，我可以無限次的練習了，鐵甲詠走著瞧吧！等等，鐵甲詠剛剛不是也一起在打鬧嗎？這傢伙不就也沒認真在聽？完了，看來我也要被抽好幾針了。在假手上模擬幾次抽血後，殘酷的考試馬上就到了，鐵甲詠先抽我的血。

說真的，鐵甲詠雖然剛剛都在嘻鬧，但他在做這種臨床處置上很有天分，不僅手穩如泰山，就連心理素質也不是蓋的，行雲流水的就把步驟一一完成，並且準確的達標。

「很好喔！鐵甲詠做得很標準。」老師滿意的點點頭。

我最討厭這種隊友，事情總是做得很好，讓人相形見絀，超級沒義氣；但轉念一想，反正等等要挨針的是他，如果我沒一次到位，就當作給他的懲罰，誰叫他要做得這麼成功。

一拿起針，我立馬感受到老師嚴厲的目光，信心頓時消去一半，總感覺手好像微微的顫抖著。鐵甲詠想必是感受到我的心虛了，他悲壯的捲高袖子的同時，幾粒汗珠從他額頭冒出來，儘管如此，他還是直挺挺的伸出手臂，慷慨就義。

雖然說得好像很驚險，但鐵甲詠畢竟是個時常在運動的人，血管又粗又大大的浮起，要抽不到血大概還比較難，也因此儘管氣氛緊張，鐵甲詠也憂心忡忡，但我還是一針就達成目的了。

「鐵甲詠，看到沒？這就叫一針見血柳！」壓力釋放後，第一件事就是放話。

「他血管那麼粗，我還想說你們兩個到底在緊張什麼，兩個人都一直抖，莫名其妙！」聽到我的放話後，學姐一臉鄙視的邊評分邊講。管他那麼多，總之有抽到就好。

隊友很重要，醫生們也是如此

醫學系有一個鐵則：你跟誰分到同一組永遠是最重要的，在臨床技能訓練也不例外。在我們之後的下一組，考試的組員是乒乓泰與卡比祥。

乒乓泰人如其名，喜好打桌球，所以血管也是粗大的，卡比祥一下子就完成了抽血的考試。那麼卡比祥呢？同樣人如其名，身材就像卡比獸一樣，想當然爾，整條手臂看不到任何一根血管，被埋沒在層層脂肪之下。

眼看乒乓泰在卡比祥手上努力的找著血管，一針針戳下去，最後都無功而返，也讓他們兩人汗如雨下，而一旁觀看的我們，看著眼前殘忍的景象，手臂似乎也隱隱作痛了起來。在不知道第幾針又失敗後，卡比祥和乒乓泰猙獰的奮鬥著的當下，我跟鐵甲詠深情的對望了一眼，心裡默默的覺得：「有你真好。」

在一陣兵荒馬亂中，每一組都考完抽血後，助教引導我們換到下一間教室，一進入下一間教室，桌上放著一排模型男性生殖器，這一關是導尿教學。

看到那栩栩如生的生殖器模型後，我與鐵甲詠對看了一眼，心中不約而同閃過一個念頭：「馬的，該不會要兩兩一組互相導尿吧？」好加在，除了抽血要兩兩互抽外，其他的都只需要對模型練習與考試。

當女朋友就是隊友時

結束這一天的模擬練習後，事情還沒結束。三天後，我們還要兩兩一組到醫院的抽血站去實戰，幫真正的病患抽血。這次就是自由分組了，所以我理所當然的跟當時還是女朋友的老婆邦妮一組。

由於邦妮平常是很認真的學生，在抽血的考試輕鬆過關，並且在結束後聽聞我和鐵甲詠之間的腦補小劇場後，她還語帶不屑的說，她和另一個組員兩分鐘不到就幫彼此抽完了。也因此，當實地要在抽血站幫病人抽血時，壓力全都在我身上。

「該死，要是待會邦妮每一個病人都一針見血，然後我都戳不中血管，我的男性威風何在？」、「要是抽得不好被病人痛扁的話，我會不會上新聞然後從此淪為笑柄啊？」在走向抽血站的過程中，我腦中的小劇場不斷上演各種我沒抽到血的悲慘下場。

一到抽血站報到，醫檢師學姐開門見山的說道：「我知道你們經驗都不夠，所以等等你們兩人先互抽完，我看過OK後，才會讓你們實地幫病患抽血喔！」還來啊？又要兩人互抽？我第一個上，大家可以想像，幫女朋友抽血比幫死黨抽血壓力大一百倍，要是戳一針以上，被痛毆個一頓也不意外。

唉，看來我的世界末日到了，我找了找血管後，把針頭扎進邦妮的手臂。出乎意料的，整個過程順利無比，順利到我完全不知道怎麼敘述過程，總之三兩下就抽完了，邦妮也有點意外的看著我。緊接著，輪到她幫我抽了，我當下完全沒有一絲緊張，畢竟我不太怕痛，而且她是個很會抽血的人嘛！所以，我一派輕鬆的轉過頭，等待她下針。

「要抽了噢！」她一針戳下我的手臂。馬的？怎麼怪痛一把的？我感受到針頭在我手臂裡鑽來鑽去，夭壽？邦妮在幹嘛？轉過頭來一看，她一臉緊張的在左右移動針頭，找著本該命中的血管。

馬的咧，沒戳中吧，之前竟然敢歧視我和鐵甲詠！

東挖挖西挖挖一陣子後，她把針拔出來，我看到手臂被戳出一個大洞，一個完全沒有流血的洞，顯然血管完全沒中，有夠遜的啦！但轉念一想，難不成，其實抽血這件事很難，而我是萬中選一、天賦異稟的抽血天才？想想好像也不無可能，想到這邊，心中被歧視的不平衡也漸漸舒坦了起來，不只這樣，連自信心也跟著膨脹了起來。

我想，我大概是台大第一抽血王吧！

前進第一線幫病人抽血

接著，就是實戰幫病患抽血了。

為了保障病患的權益，我們必須依法告知我們還是學生，不是專業的抽血人員，也因此，在抽血站我們的櫃台上面，大大的貼著一張A4紙，上面寫著「見習醫學生抽血站」。

「叮咚」一聲，叫號鈴一按，有幸給台大抽血王抽血的第一個病患可以過來囉。然後，來了一位跟我同年級的，台大經濟系的女生，這次是為出國念書而接受健康檢查。我永遠記得她遠遠快步走來時，看到那張A4紙時，不僅腳步慢了下來，臉上還是滿滿的迷茫無助。

她瞇著眼睛，再三確認我那格櫃台頭上的燈號是她的號碼後，遲疑幾秒後，開口問：「請問……這張紙的意思……呃……你是見習醫學生嗎？」

「唔……沒錯。」我說。

「不好意思……所以是因為我報到太晚了，所以才被分配到這個櫃台嗎？」她問著。

「是剛好分到的，妳命該如此。」我充滿自信的回答她。

「好的……我知道了……」她竟然哭喪著臉，幾乎要流下眼淚的捲起袖口。

我自信心才剛膨脹到覺得天底下沒有我抽不到的血，結果竟然第一個病患連抽都還沒抽，光看到我就快掉眼淚了。多虧了她的悲觀，我膨脹的自信也開始洩氣，雖然自信少掉大半，但健康年輕女性的抽血還是相對簡單許多的，所以任務也算是圓滿的解決。

話說回來，一線醫護人員們抽過的血，搞不好比我吃過的薯條還要多，所以看在她們眼中，在那邊緊張兮兮，一下子自信膨脹，一下子洩氣的我，看起來大概像個白癡一樣吧。

說來奇怪，在升大五的那個暑假抽過血後，大五、大六整整兩年都沒有遇到需要這項技術的場合。正確來說，那個暑假的臨床訓練，沒有任何一樣有用到的，大五、大六都是被臨床的討論課與其他教學活動填滿，真正用到那些技術都是大七實習醫師後的事了。

升上大七，除了抽血之外，導尿也是常常要做的例行公事。

接下來是導尿任務

有一次晚餐後，皮卡昌、鐵甲詠還有我聚在一起聊天。

「你們有沒有覺得，真人的血比模型的血還要難抽，模型的血管超大條又不會亂跑，也不會有低血壓的情形，抽起來輕鬆多了。」鐵甲詠說道。

同意。

「但是，導尿就不一樣了，模型的男性生殖器又硬又挺，要把導尿管塞進去困難重重；真人的生殖器大致上都是軟的，在塗完潤滑劑後，順順的放就進去了。」

鐵甲詠繼續發表看法。

沒錯，我也同意。

「你覺得呢？皮卡昌？」我問一直在旁邊放空的皮卡昌。皮卡昌沒有回答我，在導了一天的尿後，他一臉疲倦的無精打采著，在晚餐中也是一直在放空。「欸，皮卡昌怎麼了？」我指著心不在焉的皮卡昌問道。「他今天早上幫一個阿公導尿，發現自己的不是最大的後，就一直在演鬱鬱寡歡的戲，已經那樣一整天了。別理他，智障一個。」鐵甲詠補了一句。

沒錯，這個我永遠深深認同。

蓋瑞醫師的OS

醫師的養成也是需要鼓勵，需要很多的練習和機會。願意給我們機會的每位病人，都是我們心目中的貴人。

VOL.07

奧斯卡最佳臨時演員（上）

演過多部電影的我們

不知道大家有沒有見過這樣的畫面，
一個醫師後面跟著一串的年輕醫師，
在病房與病房間列隊移動，
那正是我們菜逼巴醫師們的學習場域，
在那樣的場合，最重要的是，
如何稱職的扮演好臨演的角色，
襯托主角的萬丈光芒。

醫學系學生從大五開始就進入臨床見習，顧名思義就是到各科去體驗實際的工作內容與生活，聽起來雖然有趣，但其實往往在各科的見習中，都會有很多需要注意的眉眉角角，偶爾一個不注意，就可能會被釘得滿頭包。

醫院的每一科都有不同的文化，也有自己的規則或潛規則，而對於醫學生來講，最重要的一點，莫過於事先知悉這些約定成俗的習俗，入境隨俗並且避開前輩們的地雷，通常就可以順利平安度過那一科的見習。

學長說的話，一定要聽

舉個簡單的例子，醫院裡有個大老，就叫他黃酒桶。他熱衷與醫學生互動。他的互動是怎麼樣呢？只要見習到他的那一科，他第一件事就是和學生們約吃飯。

「同學們啊，很高興你們到我們這邊見習，來！大家把今天晚上空出來，我帶你們去吃高級合菜。」他的慣例就是，在見習的第一天就帶所有見習學生到海鮮餐廳吃個痛快。所有窮學生們能想像得到的高級海鮮，在那一餐讓你任意點菜吃到飽，聽起來完美得無懈可擊。

俗話說，天下沒有白吃的午餐，醫院裡也沒有白吃的高級海鮮。

許多人事先不知道的是，在那一餐中，黃酒桶會盡其所能的灌你酒，除了彰顯他引以為傲的千杯不醉外，說穿了看剛出社會的醫學生喝醉的醜態，也算是他的興趣之一。我永遠記得當時結帳時，發現啤酒的錢還比海鮮貴的震撼，也才十來個人，竟然整整被灌了超過兩萬元的啤酒。

當然不是每個人都喜歡喝酒，因此當科的學長都會建議，不喜歡喝醉的人千萬要藉故不去吃這餐鴻門宴，畢竟雖然吃的是頂級食材，但十之八九會在之後的酒醉中全部吐出來，覺得好玩想去或者想挑戰自己的人再參加就好。

學長還會對我們耳提面命，告訴我們前幾屆有一個鐵齒男，到場吃東西，卻堅持滴酒不沾，不論黃酒桶怎麼努力灌酒，鐵齒男都用「我騎機車」來固守底線。想不到，在幾次的攻防後，黃酒桶徹底爆氣，對著鐵齒男大吼說：「你給我坐計程車回家！搞什麼鬼！自己改天再來牽車！」

最後，鐵齒男繳械投降，除了被灌了別人兩倍的酒外，隔天還狼狽的大老遠去牽機車，賠了夫人又折兵。不過，好加在有這位不知名的鐵齒男前輩，讓我們知道黃酒桶是不接受被拒絕的，也讓想吃高級海鮮的人都會做好心理建設。

到新科別的第一天最重要的事

這只是見習醫師磨練的其中一小關卡，基本上在畢業前，每一到三個星期醫學生就會換病房或者換科見習，每次的換病房都是新的適應，幾年下來，大概也會需要適應超過五十個不同環境。

常常每到病房的第一天，總醫師就會事先把注意事項叮嚀一遍。

「邱醫師的病人，如果發生什麼事情，第一件事不是問學長，一定要直接打給邱醫師，拉肚子睡不著什麼，不管是凌晨還是過年，都要打給他，他一定要知道就是了！」

「吳醫師的病人如果不舒服，絕對不要打給他，他很討厭在不是查房的時間接電話，先自己處理，如果不行再打給總醫師學長。要是吵到他，他絕對讓你吃不完兜著走！」

「星期四林醫師的查房，就算沒有他的病人也一定要跟，人愈多愈好，年級愈小的站愈前面，他說什麼就算聽不懂還是猛點頭就對了。」

第一天到病房，就是把這些一定要注意的事項一個個抄起來，知己知彼才能趨吉避凶。

可能有些人會對適應各個前輩的習慣感到厭煩，這個不能做、那個要小心、什麼又一定要做的，說實在，醫學生在各個病房來來去去的，每個病房也才見習個幾星期，感受不到自己的存在感外，又還需要入境隨俗，何必那麼辛苦呢？

就像在演電影一樣，見習醫學生就像是一大坨臨時演員，在強迫參與的電影拍攝時要處處小心，絕對不能觸碰到電影主配角們的地雷外，最後電影播放時又幾乎都沒有自己的鏡頭，一部電影結束後，再被安排到另一部電影中去當臨時演員，日復一日。

很煩悶是吧？

NO，NO，NO，就算只是個臨時演員，我們還是要抱著正面的思考，反正都要強迫參與演電影了，不如就來好好雕琢自己的演技吧！臨時演員也是有尊嚴的，要當，就要當最棒的臨時演員。

秉持著這樣的心態，我、皮卡昌和鐵甲詠攜手踏上了角逐奧斯卡最佳臨時演員的路。

臨演首登場，蔡冰塊巡房記

第一部參與的電影，由明星蔡冰塊教授主演，這位教授人很好，不太會兇人，也沒有什麼不能觸犯的禁忌，但唯一讓人困擾的是，他很愛講冷笑話，那笑點之爛堪比早餐店飲料上的封膜。

他的笑話很難笑就算了，每次他講完笑話後，眼睛都會瘋狂的嘗試和你對到眼，等著看你反應，等著你大笑。如果有人不上道的沒有笑出來，他會悵然若失個幾秒後，努力鋪梗為下一個笑話做準備，然後無限循環。說實在，這種小挑戰對於要角逐奧斯卡的我們來講，簡直小菜一疊，反正不管怎樣大笑就對了，演起來一點都不難吧？

第一次的教學活動是在某個愜意的中午，我們三人興沖沖的跟在蔡冰塊後頭，滿懷期待著等待著爛笑話的轟炸。我們經過護理站時，碰巧有一位病患在找護理師幫忙，對著護理站內的一群護理師喊了一聲：「美女們，麻煩一下，我點滴滴完囉！」就這麼普通的一句對白，也能激發蔡冰塊的冷笑話庫，看來他在臨床的四十年可能都在想笑話，功力之深，信手拈來就是一則爛笑話。

「美女們？哇咧？這位先生，我本來以為你只有肚子有問題，想不到你眼睛可能也有點問題啊！」蔡冰塊脫口而出。語畢，我看到護理站內的護理師們有人翻了白眼，有人臉色一沉，有人面無表情，而那位病患則尷尬的傻笑著。

第一個面臨的笑話不僅爛，而且還作地圖砲的人身攻擊，要是我們陪笑了，豈不是一次惹毛一堆人？夭壽，這和原先的瘋狂陪笑劇本完全不一樣啊！更糟的是，在那個當下，蔡冰塊完全沒給我們反應的機會。「哈哈哈？哈哈？」他看我們三人愣在原地沒有笑出來，試探性的笑了幾聲，在一片寂靜中。

「呃……呵呵，哈哈」

「嗯哼，啊哈哈呵……」

「唔……呵科科……」

我們三個人只能擠出幾聲不熱絡的乾笑，臨時演員們第一次的演出完全差強人意。沒辦法，這個笑話太令人尷尬，光看著那批怒目瞪著蔡冰塊和我們的護理師學姐們，我們真的無法發揮百分之百的演技。蔡冰塊看著我們呆滯的笑容，喃喃自語的「噢」了一聲後，帶著我們繼續去看查房病人，看著他的背影緩慢前進，並撫摸著下巴略為沉思。

不妙，看來他不甚滿意，再繼續醞釀下一個笑話了。

臨時演員愈來愈專業了

我們跟著蔡冰塊來到病患床邊，看著他精彩的解釋病情，並告訴病患怎麼處置與照護自己。說實在，他真不愧是這個領域的權威，學識淵博而且又熱衷教學，要是笑話講得再好一點的話，就無懈可擊了。和病人愉快的互動後，最後，病人開心的誇獎了蔡冰塊。

「真的很謝謝教授，教授講得很清楚。」、「哇，蔡教授完全看不出來已經退休了耶，身材還保持得很好，可以去當明星上節目了柳！」病患和家屬一股腦的讚美著蔡冰塊。憑良心講，這句話吹捧得有點過頭，不過在當下氣氛無比熱絡，讓人心情也跟著好了起來。

「哎唷想太多了，我只能上恐怖節目啦！」蔡冰塊一臉暗爽的回應後，眼光一轉，又飄到我們三人身上來了。「哈哈？哈？」他又試探性的笑了。還來啊？這些笑話真的有夠難笑，好加在我們三人早已經準備好扳回顏面，我們瘋狂的大笑，並盡量確保自己的臉部表情呈現出 XD 的樣子。

「噗哈哈哈！」

「啊哈哈哈哈，額呵呵呵！」

「哈哈哈太好笑了，老師太會講話了吧！」

看我們三人一臉腦粉樣的稱讚他的笑話，蔡冰塊一臉滿足，愉悅的帶我們繼續朝下一位病患的病床走去，而我們三人則在他的背後，得意的面面相覷。哼！哼！我們真是稱職、專業的陪笑臨時演員，在當下我們信心大增。

又繼續跟著查房了半小時，我們勢如破竹的一路陪笑，只要他一放爛梗，我們眼色一使，立馬就異口同聲的大笑，看著蔡冰塊滿足的神情，簡直完美、愉悅。在查房結束後，蔡冰塊教完我們臨床應該注意的症狀與細節後，我們微笑著，準備聽蔡冰塊把這天的查房收尾。

「剛剛那個病患噢，在那邊說什麼可以當明星上節目。之前主治醫師吳大餅被邀請上節目時，他很怕他自己不上相，你們知道我怎麼跟他講嗎？」他突然蹦出這一句話。廢話，當然不知道，而且在當下，我們都以為已經安全下莊了，想不到還有最後一個笑話等待著我們。

「唔……不知道耶老師……呵呵。」不過，身為兢兢業業的臨時演員，我們還是呈現出好奇的樣子，準備好臉部肌肉，清清喉嚨準備放聲大笑。

蔡冰塊說：「我告訴他，吳大餅你不用擔心你的臉不上相啦，就算你上節目了，我想有你的片段還是會被剪掉啦！」語畢，由於完全聽不懂他在說什麼，我們三人一片死寂。

「哈哈哈？哈？」咦啊？這個笑話已經結束了？

看著蔡冰塊熱情的看著我們，眼神熱切期盼我們對著這個笑話給笑下去，我們實在一頭霧水。但，看著激動大笑的蔡冰塊，我們也別無選擇，雖然完全不知道笑點在哪，總之瘋狂給他笑下去就對了。更猛的是，蔡冰塊自己還因為覺得這個笑話太棒，賣力的大笑，笑到放屁。聽到屁聲的那一霎那，我反射性的憋氣，改用臉部表情陪笑，並且在心中暗自叫苦。

夭壽，這才是第一個病房耶，怎麼就遇到這個讓人身心俱疲的事？看來……要拿到奧斯卡最佳臨時演員的路遠比想像中還要漫長……。

蓋瑞醫師的OS

其實在當臨演時，陪笑什麼的都是其次，真正重要的還是如何從主角，也就是主治醫師身上，學到什麼東西！

VOL.08

奧斯卡最佳臨時演員（下）

王老先生與逆向哥

經過了黃酒桶與蔡冰塊這兩個關卡之後，
我們臨演的功力瞬間大增，
角逐奧斯卡最佳臨時演員的夢想，
又離我更近一步。

第二個挑戰，也是位退休教授，曾經在二十年前不遺餘力地研究傳染性疾病，為台灣醫學帶來重大突破，現在仍致力於當代公共衛生與流行病學教學的前輩，我們叫他王老先生。

退休的王教授，十分慈祥和藹，就像是早起在公園遇到會微笑的老先生一般，並且，他跟童謠裡的王老先生一樣有塊田地，只不過他在田裡沒有養雞或牛，他養的大概只有蚯蚓，那塊地除了土壤和雜草之外什麼都沒有，意味不明的在山地買了一塊地這樣。

和前輩一起打網球

王老先生是兼任的醫師，和我們上課的互動就是聊聊天，問我們每個人的生涯規劃與興趣，並且告訴我們生涯上有哪些需要加強的能力與要具備的心態，上課過程算是愉快。和很多大前輩不一樣的是，他不會瘋狂電醫學生課本內容，並要求學生多讀書，他反而很強調在醫學外，需要幫自己找個第二專長與興趣，臨床的熱情總會消逝，而其他領域的興趣能幫忙排解煩躁乏味，和臨床工作能相輔相成。說實在，總覺得很少遇到這麼開明的大前輩，所以我打從心裡十分欣賞王老先生。

下課後，王老先生找上了我。問了聲「蓋瑞同學，剛剛上課時你說你的興趣是打網球是嗎？」面對這樣的前輩，當然第一秒就要回答，我說「是啊！老師。」

「我也很喜歡打網球，我一般都週末在俱樂部打雙打，如果你以後有空的話我們可以切磋切磋。」王老先生竟然對我提出邀請。

「好的老師，有機會一定去！我很期待。」我回答。

「那你這週末有空嗎？打個雙打如何？」前輩繼續追問。

「唔……我……」我真的語塞。

「蓋瑞同學已經排好行程了嗎？」王老先生繼續問著。

「目前……呃……時間上是OK的……」我只好這樣回答。

王老先生一波波的攻勢太過凌厲，當下心中雖然想編個藉口躲掉，但一時之間還真的編不出來合理又漂亮的理由，只好硬著頭皮答應熱情的他。

那個週末，我孤身一人帶著球袋，來到了某大飯店的網球場，遠遠的，我就看到王老先生跟我揮手打招呼，旁邊是一坨他俱樂部的球友，每一個看起來年紀都比我爸爸還大。

走進那群人中，我立刻感到格格不入，我那天穿著普通的短袖短褲運動衣，而王老先生和他的球友們則全副武裝，全套登山用機能透氣服外加運動墨鏡，手臂上必備袖套，頭頂的遮陽帽也加掛一塊遮陽布在脖子上，甚至還有人用一塊布圍住臉龐僅僅露出鼻子，在許多人的皮膚上，還可以看到沒抹均勻的防曬乳。

我靠，他們也太怕曬傷了吧？當下，我感受到比馬里雅納海溝還要深的代溝，走在路上看到這批人，根本很難想像他們是要去打網球的。

「來來來蓋瑞同學，我來介紹你認識大家。」王老先生熱絡的帶著我，一一和他笑吟吟的球友們點頭。一邊說著：「這個蓋瑞同學是我們台大醫五年級的學弟，網球打得一級棒柳！」夭壽，王老先生說謊不打草稿！我網球哪有打得一級棒？就是個玩票性質的肥宅，不小心在上你的課時說自己的興趣是網球，僅此而已，我發誓我絕對沒自誇過我的球技啊！

「哈哈，有年輕人來當我們的教練最棒了！」

「是啊，有強勁的對手才能幫助我們球技更進步啊！」

「哇，太棒了，看來等下要拿出全力拚了。」

救命，完全沒有台階下了，看著那排球友們熱切的眼神，我心已死。

原來臨演的場合不只在病房

更糟的是，多虧了王老先生浮誇的介紹，在搭配雙打時，配了一位剛開始學球的陳阿姨給我當作隊友，陳阿姨已經六十多歲了，在球友間的綽號叫做老闆娘。

第一球，大家禮讓陳阿姨，讓她先發球。

她笑著和我點頭致意後，從口袋裡拿出一顆球，拋起球大力一揮，「碰」的一聲，站在網前的我看到球筆直高速的飛到了隔壁球場，彈道奇歪無比，還嚇了隔壁場的人一跳。「老闆娘！球不要打那麼大力，先打進就好啦！」球友們遠遠的在場下笑著大喊。

第二球，陳阿姨穩穩的發了一顆軟弱無力的球，球落地的那一剎那，對面的A阿伯立刻惡狠狠的，用盡吃奶的力氣把球快速打進我們場內，來不及反應的陳阿姨一個踉蹌沒能追到球。「呀！水啦！好球啦！」對面兩人興奮的擊掌嗆聲，他們那過度的激動讓人無法理解，怎麼這兩個杯杯打球這麼激情？

那一場比賽就是個噩夢，對面激動雙阿伯，每一球都拚命的往陳阿姨死裡打，剛剛說得要拿出全力拚還真的不是說說而已，短短十分鐘後，就讓我和陳阿姨輸掉了比賽。「水啦！好球好球！」比賽結束後，激動雙阿伯開心的來和我們握手。

「蓋瑞同學剛剛都沒表現到，不如你和我搭配再來打一場吧？」也不給我尿遁的機會，王老先生綁好護膝後就興奮的上場。對面，依然是激動雙阿伯，每一球開始前他們都會大聲的幫彼此打氣「加油，來！」，贏球就大吼一聲「水啦！」，輸球則是彼此勉勵「來喔！穩一個！」

那不堪回首的一天，不論隊友或是對手都無比好勝，好勝到即使已經退休多年，他們還是賣力的奔跑，而且還一直跌倒，膝蓋流著血仍然堅持要打，並且每一場比賽都希望有我這個「很會打球」的年輕人在場上跟他們「教學相長」。

一整天下來打了數十場，每一場都無比尷尬，因為他們實在是太好勝、火藥味太重了，不論得分還是失分都會賣力的大聲檢討，並且一覽無遺的發洩情緒，十分夭壽。從那天之後，只要有老師問起我的興趣是什麼，我一概都回答打電動，絕口不提任何可能被邀約出去的興趣，就算會被老師們唸說：「年輕人還是要多運動」也沒關係。

超激動網球賽之後，臨演生涯終於來到尾聲

隨著時間漸漸過去，我的臨時演員之路也慢慢的走到尾聲，而臨時演員時光的最後一個挑戰，則是在我大七擔任實習醫師那一年，遇上的外科醫師，逆向哥。

為什麼他的綽號這麼的奇怪呢？因為我曾經親眼目睹他在台北市仁愛路上逆向騎著機車，雖然說是清晨，但仁愛路可不是什麼小巷弄，而是在市中心的超大主幹道，我這輩子從來沒看過任何其他人在這條路上逆向騎車過。

不只在交通規則上喜歡反骨的違反規則，在醫學上，這位逆向哥也常常逆著常理走，不按常理出牌。舉例來說，如果病患是癌症末期或者是其他疾病末期，大部分的醫師都會和家屬甚至病患本人討論是否就順其自然，不再做任何侵入性處置，更不會去和病患討論開刀的事宜。

但逆向哥不一樣，就算病患在疾病末期，他仍常常選擇積極的處理，並且不吝惜對病患信心喊話，以他無比的自信，說服病患住院開刀。也因此，他的住院病患常常除了癌症末期外，還外加一坨拉庫過去病史，各種腎病肝病心臟病，外加嚴重感染。

總之，他會收治許多其他醫師幾乎不會收的病人，死馬當作活馬醫的治療，或者開刀賭一把。

擁有爆表自信的熱血外科醫師

他就是個熱血積極的醫師，這沒有什麼不好，但對於他團隊下第一線照護病患的住院醫師和實習醫師來講，這樣子收病人的方式簡直要命。怎麼說呢？在我跟他團隊的那個月，我手上過世了五床病患，而在我當實習醫師的另外十一個月中，我手上從來沒有其他病患的生命消逝。他收進來的病患，常常都有可能病況突然急轉直下，一路走下坡到過世，每天發生什麼事情都不意外。

有時候，看到眼前他收的新病人時，心中只有滿滿的傻眼，怎麼又來一個命在旦夕的？這樣的病患，到底我們能給予什麼樣的治療幫助？

但逆向哥就是反骨，他鮮少向死神低頭，那是我習醫生涯中最低落的一個月，每一次都感到無能為力，並且逆向哥自己平常的開刀生活也十分繁忙，往往收治病患後，他並沒有足夠的時間來顧及每個病患，尤其這種病況複雜的病患要花的心力遠遠超過其他簡單的病患，往往要花數倍的時間來照護。

常常，病患會問我，逆向哥醫師什麼時候要來看他們？他們在住院後每天期盼逆向哥來帶給他們奇蹟，而我卻總能抱歉的跟他們說，逆向哥最近工作太忙，等到他有空一定會來。

最後，死神並沒有給予他們時間上的寬貸，他們和家屬滿懷期待的住院接受治療後，卻還是在預期的期間內死亡。儘管身為資淺的後輩，但我仍時常納悶，是否這樣的病患，我們該放手，讓他們安適的在家走完最後生命的最後那哩路，相比起住進醫院大刀闊斧的進行手術並忍受著術後的疼痛。

是否，讓他們不期不待不受傷害會更好一點呢？但是不管怎樣，逆向哥的逆向選擇終究是出於他的好意，我覺得這樣的選擇無所謂對錯，只能願生有去處，蒼有歸途。

不過，逆向哥最讓人難以適應的不是他在主幹道上逆向騎車，也不是他臨床上做的選擇，而是他那爆表的自信。他曾陶醉的看著自己的手指，對其他醫護同仁說道：「這就是外科醫師該有的手，手指修長靈活。」

他也曾自豪告訴病患說，他不像俗語說的一樣「頭腦簡單，四肢發達」，他頭腦不簡單，四肢又發達。

最猛的是，他還曾經指著病床上的人說了一句：「我第一眼看到你就知道你得了什麼病，這個一定要開刀拿掉，明天就開！」

然後，他甩甩白袍帥氣轉身離開，留下病床上的人愣在原地。逆向哥不知道，病床上躺的是病患的老婆，真正的病患正在上大號。不能否認自信對於外科醫師算是必備的特質，能讓手術技巧精益求精，也能讓他們不畏挑戰，但有時候自信和自戀還真的傻傻分不清了。

來演練一下得獎心得好了

如果要問我說，在這行當臨時演員這麼久，有什麼心得嗎？

我其實是很正面的看待這段過程的，有些人可能會覺得，當臨時演員都在委屈自己成全其他人，又或者都在做一些沒人想做的雜事，十分的讓人鬱悶。但就我而言，我覺得人生中其實很難得有機會能去適應，面對這麼多不同的環境。

外科刀起刀落的效率，內科謹慎周全的思考，精神科打開人心房的溝通技巧……每一科其實都有許多的細節，許多值得我回味反思的學習，一路走來倒也不是一無所有。就算當的是臨時演員，但在這其中可以參與許多不同的戲路，想想，好像也是蠻珍貴的回憶。

以前走在路上總被認為是小屁孩，買個便當早餐都會被叫弟弟，經過那幾年的臨演生涯後，在我買小吃時再也不會有老闆娘叫我弟弟。我總覺得，一定是那樣的磨練，讓我臉上多了許多的滄桑，讓我散發著布萊德彼特般成熟男人的韻味。

蓋瑞醫師的OS

即便不會再被叫弟弟，但是，每當帶著小孩出門時，卻還是會遇到阿伯、阿桑們狐疑的問我：「那是你的小孩嗎？」，要不然就是大聲的問我年齡，讓我困擾無比，但奇怪的是，他們都不問我老婆邦妮，到底為什麼？

VOL.09

包著糖衣的霸凌（上）

醫院就跟你的職場一樣

人在江湖走，哪有不挨刀？
各種職場都充斥著霸凌的生物鏈，
我們也是，
只不過吼，我們會稍微包裝一下，
讓學弟妹甘之如飴。

基本上，大概各行各業都一樣，踏進職場後就是會有滿滿的不公不義。大部分的不公不義，不外乎是老鳥把雜事和自己份內的事丟給菜鳥做，然後自己在一旁泡茶逛網拍，諸如此類。當工讀生，薪資已經夠低了，在自己本身的工作外，還常常要幫不會用電腦的老鳥員工處理文書作業。

服義務役、強迫被當兵的人，十之八九的時間是在做雜事，之前國防部說要拍台版《太陽的後裔》，比起韓劇的直升機、帥哥猛男排排站，台版的太陽的後裔想必是滿滿的拔草、刷鍋子和掃魚池，根本帥不起來。

那麼，在醫院呢？

護理師們的互動在這邊就不談，我們這次要談的是醫學系的醫院霸凌，同樣的也是愈資淺的醫師遇到機率愈高。

見習生活，空虛、寂寞覺得冷

一般來講，開始進入臨床學習是大五之後的事，大五、大六的醫學生，官方名稱是「見習醫學生（Clerk）」，又因為常常一坨人站在護理站跟上級醫師查房，阻礙動線而被稱為「路障」。

每個人都經歷過大五那尷尬的時期，剛進臨床，對於醫院的運作方式和各種病情處置都不熟，就被分發到各科去見習。見習醫師的身分在醫院的運作體系就像個局外人，想幫忙點什麼又好像只會幫倒忙；有問題想問，又礙於護理站的醫護人員都很忙而吞了回去，四周的如火如荼無從參與，常常每天無所適從的見習著。

當然，不可否認還是有許多好人學長姐，不過學長姐也是有許多的工作，就算人再好，還是會有點擔心自己的存在會干擾到他們，通常還是默默回去過那空虛、寂寞寒冷的見習生活。

溺水者總是會抓住浮木，在困惑迷惘的大五這一年，只要有任何人肯給予你指示或建議，他就是浮木，他就是那一線生機。大五時，皮卡昌、鐵甲詠和我三個人被分配到了一組，見習的第一站，就是最繁忙的病房之一。每一天，病房裡的護理師都是手忙腳亂，一刻都閒不下來，上級醫師們則是公務機一直響，片刻不得安寧。

於是乎我們三人，每天的工作就是到醫院，一坨人站一起跟主治醫師查房，一坨人站在一起訂中午的便當，一坨人一起被不耐煩的老鳥們說「借過」，一坨人在發呆做自己的事一天後回家。

雖然我們完美的詮釋了職業路障的角色，但我們終究還是有自尊的，每天在醫院找不到自己在臨床的價值，別人主動的跟我們講話都是講「借過」，叫我如何甘心，叫我如何有臉去見一路栽培我的師長，阿爸阿母和鄰居大媽啊！

天無絕人之路，有一天，我們引頸期盼的浮木飄過來了。

天使般的學姐降臨

一如往常的晨會結束後，實習醫師學姐笑吟吟的走了過來，對我們說著：「哈囉，學弟們，在這個病房過得還可以嗎？」

實習醫師（Intern），大七醫學生的別稱，俗稱「狗（Intern dog）」，平常在病房像狗一樣的被使喚，導尿、打病歷跟跑腿一把罩。不過，實習醫師雖然在病房地位如狗，終究還是學長姐，況且，有人肯對見習醫師我們主動搭話，還不是跟我們講「借過」，在當下我們三人簡直痛哭流涕。

「還可以，比較跟不上學長姐的節奏啦……」皮卡昌一邊搔後腦杓，一邊用裝可愛的語氣回答。我和鐵甲詠也補上一發，假裝老實的說：「學姐……我們不知道自己能做些什麼……感覺自己沒什麼功能……」「不會啦！大五嘛，慢慢來吧！不然等一下我帶你們去試試看換藥好了，算是個難得的機會喔！」學姐開朗的回應我們。我依稀記得，學姐在講這一席話時，背後白袍兩側隱隱約約綻放著耀眼的聖光，就像天使的翅膀一樣，該不會學姐是天使下凡吧？

幾分鐘後，學姐帶著我們三個人去找需要換藥的病人，邊走邊簡單的告訴我們病史：病患是糖尿病患者，小腿一直有著無法癒合的傷口。

這病史，聽起來普普通通，即使對見習醫學生來講也是。

一到床邊，跟病人老伯簡單的寒暄過後，學姐指示我們的代表鐵甲詠打開病人腳上裹的紗布，而那裹著幾乎整個小腿的紗布，已經有些許泛黃滲液。邊拆紗布的過程中，鐵甲詠的眉頭漸漸皺了起來，空氣中也瀰漫著一股微微的臭味。等到紗布全部拆開後，我們驚覺，學姐講得太客氣了，阿伯豈止是腳上有傷口，根本就整個腳都是傷口！

阿伯的小腿坑坑洞洞，像是被隕石砸過一樣，佈滿了直徑從三公分到十二公分不等的傷口，每一個都深達2到3公分，並且都流著膿，散發著腐肉味。在這樣的場景，或許一般民眾會覺得有點噁心不舒服，但通常醫學生的反應會剛好相反。愈嚴重的傷口，愈峰迴路轉的病情，愈讓我們興奮，除了可以學點不一樣的東西，還可以在臉書發動態騙騙讚，一舉多得。

於是，我們在學姐一句一句的指令下，用進階的換藥方式（Wet dressing）完成了這次的任務，我永遠忘不了鐵甲詠脫下換藥手套時，眼裡那滿足的神情與充滿成就感的雀躍。

儘管阿伯的傷口又臭又爛又超級大，整個換藥過程又花足足半小時，但我們不在意，畢竟終於，我們幾個路障在臨床工作上完成了一件事。

學姐看我們幾個開心的樣子，嘴角微微的笑著說：「鐵甲詠，換得不錯喔！那皮卡昌或蓋瑞，要不要也嘗試看看放鼻胃管啊？我剛好有幾個機會喔！」我朦朧中記得，學姐那慈祥的笑容泛著金光，柔和而溫暖，搭配額頭上那顆凸起的痣，學姐該不會是菩薩下凡吧？

在那美好的一天，鐵甲詠練習了進階換藥，我放了鼻胃管，而皮卡昌則幫一個阿伯導了尿，而這些可貴的經驗，都來自學姐的恩賜，學姐的熱心教導。更棒的是，學姐還用帶點俏皮的聲音告訴我們：「以後你們要把握機會多多練習噢！如果怕沒有練習機會的話，我這幾個星期可以讓你們多練習一些，以後會覺得很值得喔！」當下，我們點頭如搗蒜。

做好做滿工具人

就這樣，我們三個人開始找到自己在臨床上意義，也漸漸尋回路障的自尊，每天到醫院，第一件事就是到病床旁去幫阿伯腳上的傷口換藥，然後尋覓有沒有鼻胃管或者導尿管可以放。「學弟們，你們真的做得很好耶！」每天的最後，學姐都會給我們點頭肯定，激勵我們的士氣，讓我們有種在醫院滿載而歸的感覺。

一直到過了兩年，我們三人都當上了實習醫師後，才赫然發現，學姐既說不上是天使，也不是菩薩。馬的，到底為什麼要把握機會多多練習啊？根本每天都在做這些事啊！一天換個數十次藥，放一堆鼻胃管導尿管，這些都是大家最厭煩的事，做到無比厭世的雜事啊！

而且什麼「學姐的恩賜」、「聖光的學姐」都是假的，一般都是讓見習醫學生練習個幾次可以PO臉書炫耀就可以了，學姐竟然狠心讓初生之犢的我們三人默默做這些沒人想碰的雜事，還連哄帶騙的做了整整三星期。

最讓我們憤慨的是，我們當時是全心全意的在感謝學姐，為了報答學姐，我們不但主動借腳踏車給她和她男朋友，還在離開病房時，自掏腰包買星巴客和泡芙請她，工具人做好做滿啊！

俗話說，不經一事，不長一智，這整件事還是有帶給我們一些反思與啟發的。不公不義，經過些許包裝和讚美後，甚至可以讓受害者心懷感激的接受。

這，或許就是霸凌的藝術吧？也是日後我們所要加強，努力修行的能力。

終於，輪到我們霸凌別人了

日子，終究還是一天天過去，而很快的我們也當上了實習醫師。

我和皮卡昌在剛當實習醫師時，被分配到了同一個病房工作，當著所謂的Intern Dog，每天做著雜事處理病人的需求，日子雖然繁忙，卻無趣又讓人煩躁。

看著大六以下的學弟妹仍然快樂的放著暑假，然後我們在醫院值班、被四處使喚做雜事，心中只有滿溢的羨慕和苦悶。

然而，當九月到了，醫院生活也出現了轉機，沒錯，要開學啦！大五的新見習醫師要來啦！皇天不負苦心人，多熬了兩年，我們終於可以嘗嘗霸凌學弟妹的機會了……。

蓋瑞醫師的OS

每次回想起那瞎到不行的三個星期，都會忍不住笑出來，各個職級都有本難念的經，對這些被丟包下來的工作，如果也不會壓縮自己的時間規劃，不妨就轉換心態，接納它吧！

VOL.10

包著糖衣的霸凌（下）

換我們包裝霸凌囉！

就在我們想要如法炮製學姊的方法時候，
半路殺出個臭脾氣吳，
一句話就打壞了我們的計畫。
不過也好，
原本進行到一半的霸凌傳承計畫，
自己心裡其實也有點不安呢！

正如同前面講的，要霸凌得好，適當的包裝是必要的，所以我們勢必要加強我們的話術，也因此從一當上實習醫師開始，我們就努力不懈的思考著、修行著講話的訣竅。講得好像很厲害，不過老實說好像也沒什麼竅門，就是把學姐跟我們講的話，原封不動的用上去就對了。

「做這些事是對你很棒的訓練喔！以後都會用到，這個機會很難得喔！一般不會讓見習醫師去嘗試的。」

「最後，如果學弟你自己OK了的話，那麼下次就自己去練習看看。」

「學弟，那麼這個重責大任就交給你了，有什麼不清楚的再來問學長就可以了，應該還好吧？」

到這一步就差不多了，從此就放生他們，每天等他們把雜事做得妥妥的，然後記得最後要勉勵一下他們，讓他們維持打雜的熱情。以上是最理想的情節，然而實戰上的霸凌，還是要在開學後才能驗收。

九月的第一週，護理站裡不負眾望的出現了三個學弟，和我們剛當見習醫師時一樣，不自在的站在人群中，眼神無助的四處游移。

浮木，也就是我們，颯爽登場！

我和皮卡昌帶著一抹不自然微笑，來到了這三位溺水者前面。

「學弟們，一切都還好嗎？對臨床還適應嗎？」用關懷誘拐學弟，一脈相傳的開場白。學弟果然沒讓人失望，馬上有禮貌，還雙腳立正回話：「還可以啦……謝謝學長，不過有點不知道自己要做什麼就是了……」

「這樣啊！大五剛進臨床嘛！」

「不然等等我們帶你們去試試看換藥如何啊？嗯？」我努力的掩飾心中的喜悅，繼續裝誠懇的說道。

在那一刻，學弟們看著我，想必就像看到關聖帝君下凡一般吧！

「額呵呵呵！咈咈咈！」皮卡昌不愧是超級豬隊友，已經忍不住心中的骯髒念頭而奸笑起來了。想當然學弟們多少起了點戒心，但我們身為機車又有無比毅力的學長，還是半推半就的把學弟們帶到了病床旁邊觀摩嘗試這「難得」的練習機會。

一路上，我們持續灌輸學弟錯誤的觀念，告訴他們換藥導尿什麼的啊，都是難得的機會，要好好把握、多多練習，對未來都有很多的幫助。並且，我們看學弟好客製化的罷凌都準備好了，就等學弟上鉤。

像跟我們一樣是肥宅這型的人，所以我們因材施教，使用大量肥宅話來包裝我們的霸凌。

「學弟啊，本魯一直很羨慕那些大五就能換藥的人生勝利組，甚至還有人能導尿和放鼻胃管，讓我又羨慕又嫉妒啊！」

「大五剛進臨床就是這樣，如果能有人願意帶你們，並讓你動手做，那絕對是最棒的事。」

講了一堆這樣白癡的話後，打從心裡覺得我們人真的很糟糕。

夜路走多總是會碰到鬼

夜路走多了總會碰到鬼，我和皮卡昌則是夜路剛走就碰到鬼。

腦中滿滿邪念的我們笑嘻嘻的帶三個見習醫師到病床旁邊時，在病床旁，好死不死的遇到了正在巡視病人的主治醫師「臭脾氣吳」。「臭脾氣吳」這個稱號也沒什麼典故，單純就是他脾氣很差，每個人和他互動都必須小心翼翼，雞毛蒜皮的小事都要提心吊膽。不幸的是，他當天心早上才剛到護理站對著眾人咆哮一次，心情正處於谷底。

「你們要幹嘛蛤？」看到我們兩個一臉春風得意的實習醫師帶著一坨學弟，推著換藥車來到病床旁，臭脾氣吳顯然覺得我們有礙觀瞻，不耐煩的問道。

「我……我們帶學弟來換個藥。」我們孬孬的回應。

「換藥？你別搞笑了！他們絕對不准換藥，我可不想要病人出什麼併發症！在旁邊看・就・好！」語畢，臭脾氣吳轉身就走。

就這樣，我們馬失前蹄，處女霸凌就這樣失敗了，夢想破滅，沒有見習醫學生每天幫忙做雜事，還要做雜事給見習醫學生看。

不過老實說，要把這麼多雜事交給見習醫學生，雖然少了一些負擔，但在心裡還是有點過意不去。除非學弟妹真心因為沒接觸過而想要嘗試，或者真心充滿熱情，不然實在沒理由讓他們一直做未來會大量接觸的事。

也因此在霸凌失敗後，我們也就金盆洗手、洗心革面，放棄了霸凌學弟妹們的想法。

放棄霸凌學弟妹，當個真正的天使學長

隔年的六月，我們從醫學系畢業了，實習的生涯結束後，一整年下來，我從來沒有把事情丟給下面的學弟妹去做，除非是院方規定他們必須完成的作業，或者他們對臨床工作異常的有熱情。說實在，這也沒什麼了不起的，大多數同學大概也是如此，做好自己的本分而已，不過我還是很慶幸自己也做了這樣的選擇。

除了見習時被誘拐，實習時也常常會有臨床上的前輩，把他份內的事情丟下來給晚輩做，直到住院醫師也還是如此。我想只要還身在職場，只要仍然過著生活，或多或少會有不公不義的事情持續的發生在身上，無所遁逃。

我們認為的「霸凌」，有時候可能真的是蓄意的吃豆腐，但有時候也只是雙方觀點不同的誤解罷了；有些不公平可以申訴解決，有些則根本無從下手。

幾年下來，從陰雨走到艷陽，路過泥濘、路過風。驀然回首，我會希望過去的自己能早點忘掉當自己被凹、因為權益受損的那些憤怒、那些沮喪，而把心思放在我的家人、我的生活。

如果不幸有一天，吃了大虧卻無力回天，也沒關係，時間可能會還你正義；也

或許不會，但真正重要的是你的身邊，那些你所在意的一切。

蓋瑞醫師的OS

人生的路，靠自己一步步走去，真正能保護你的，是你自己的選擇。那麼反過來，真正能傷害你的，也一樣是自己的選擇；有人把人生局促於互窺互監、互猜互損，我們則可以把人生花在真正值得我們重視的人事物上。行者無疆，一切達觀都是對於悲苦的省略，別忘了，當著眼在懊惱憤慨時，上頭仍是那廣闊的藍天。

CHAPTER 3
如果你也想當醫生

你一定要知道，

醫學系都在幹嘛！

VOL.01

在面對人類之前，得先過動物這關

不只是解剖青蛙那麼簡單

我們的動物實驗課，
不僅有動物解剖，
還有把動物骨頭重建的作業，
以及，堪稱我這輩子最想刪除的回憶之一，
動物園一日解說員……

醫學系這種生物相關的科系，在大學的學習過程中，理所當然的充滿了各種動物實驗，內容不外乎各種動物的生理運轉與解剖構造等教科書知識，然後兩人一組解剖青蛙和老鼠等等基本款的內容。但除此之外，老師還異想天開的安排了動物園的校外課程，我們要挑一個周末在木柵動物園裡，穿著各種道具和服裝，向遊客和小朋友們解說動物。

「好，同學們，大家可以派組長來抽要在木柵動物園講解的動物了！」

「要講解的內容包含動物的生活方式和飲食等等習性啊……還有繁殖和求偶等等。大家務必要熱忱地講解，要讓民眾印象深刻，然後不能缺席，沒去的就當掉！」助教拿著麥克風在台上宣布，而台下則是哀鴻遍野。

令人傻眼的動物解說員一職

我們這組抽到了獅子，似乎是個簡單好發揮的題材，所以大家的討論也是愜意隨興：

「我們就戴個鬃毛或者去夜市買個獅子面具，然後再大概介紹獅子的特性就好了吧？」

「貓科、肉食性、雄獅有很長的鬃毛……大家分配一下要查的內容。」

「然後再放個獅子王的音樂，喔水，這個題目簡直輕鬆拿高分啦！」語畢，眾人哄堂大笑，得意的笑聲連綿不絕。沒辦法，獅子這個題材實在是太好發揮，資料信手拈來就有，看隔壁組還在研究山羌的第二個字到底怎麼念，抽到獅子簡直讓人無限暗爽啊！

到了表定的校外教學日，是個超級炎熱的星期天，我們班的人聚集在木柵動物園，分組站在抽籤抽到的動物前，準備好向民眾和小朋友熱忱地講解。說實在我打從心裡覺得怪尷尬一把的，尤其是戴著一堆道具，然後胸前還大大的用麥克筆寫著「雄獅」兩個字，簡直破壞形象。

不過話說回來，我演的雄獅基本上也沒什麼戲份，就是在擔任旁白的同學講解到「獅子是百獸之王」時，長嘯一聲，然後就沒事了，剩下的就是跟演雌獅和幼獅的同學走來走去而已，所以丟臉歸丟臉，但基本上沒什麼事要做，算是個爽缺。

很快的，第一批遊客就來了。

本來覺得很好搞定的獅子講解，卻屢屢陰錯陽差。

我本來以為會在假日來動物園的，一定大多是小學以下的小朋友們，然後看到大哥哥、大姐姐們在介紹獅子時會興奮認真的聽著講解，在心中默默的憧憬百獸之王，帥氣的雄獅。如果是這樣的光景，一定會大大減少我的尷尬，甚至讓我樂在其中。

然而天不從人願，第一批遊客，是兩對大學生情侶，兩男兩女的組合，大老遠就開始以困惑的表情看著我們。在那時候，我心中只希望他們趕快繼續往前走，去看下一批動物，不要停下來聽介紹就對了，我們的表演和講解是限制級的，超過十歲都不歡迎。

他們緩緩的走過，並盯著我們每個人身上用麥克筆寫的角色介紹後，該死的停了下來，好奇的等待我們介紹。

「呃……你們要聽我們介紹嗎？還是要看旁邊的牌子就好？」我們問著。

「你們道具很多，聽你們講解應該會很精彩吧？」其中一個女生回答。

「不不不，旁邊那個牌子圖文並茂，很好看的……」我們依舊不放棄的推託。

「沒關係，我們聽你們講好了。」他們堅定說著。

垂死掙扎無效後，我們開始了沒下限的丟臉講解。

別出心裁的角色扮演

「獅子，貓科肉食性動物，人稱百獸之王。」然後，旁白用手勢將眾人的目光帶到了雄獅身上。「嘎吼！！！！」我對著逐漸增加的人潮，學獅子怒吼一聲後，抖抖鬃毛，而我的眼角餘光則看到觀眾們在竊笑。

緊接著，旁白繼續介紹了獅子的生長習性，以及群體的生活，這時候，扮演雌獅和幼獅的同學們也一起上來閒晃了。就這樣，我們三個人繞著圈圈，偶爾用道具爪子抓抓彼此，等著旁白把準備好的講解內容講完。「那麼，這邊就是我們這次的講解內容，大家有什麼問題嗎？」旁白女同學燦爛的笑著，準備收尾，結束這一輪的講解。

一般來講，在台灣很少人會提問，更何況我們的講解內容又是大家耳熟能詳的獅子，所以這次基本上是安全下庄才對，哪知道在民眾中，有一隻手高高的舉著，不斷的想吸引目光，定睛一看，夭壽，是我們班的D能彥。

「我！我有問題！」看到是他要提問，第一反應就是無視就對了，他一定是來惡搞的。

「欸獅子不要不理人！這邊啦，我有問題！」更糟的是，我們雖然選擇了忽略他，但他卻持續吸引注意力，在眾目睽睽下，根本無法不回答他的提問。

「呃好……請說……」我們只好讓他發問。

「請問獅子是怎麼求偶和繁殖的？我理解力比較差，可以用演的嗎？」D能彥裝蒜的搔搔頭，假裝很誠懇的問問題。旁邊的路人們大多笑了出來，大家都一副看好戲的神情，等著看我們回應。

想當然，我們馬上集中在一起，緊急討論要怎麼面對D能彥這個機車的問題，在我們討論時，還可以聽到所有圍觀的同學們的起鬨聲，「演一下啦」、「我們也好想看噢」此起彼落。

「怎麼辦？有人有準備嗎？」組員中有人發問。

「嗯……其實我有查過，要講解給民眾聽應該綽綽有餘，你們等等就照著我講的演就好。」擔任旁白的組員冷靜的回答。

「哇賽！太罩了，OK！OK！那就交給妳了！」於是我們把自己放心地交給旁白同學。

讀醫學系真的會發現，很多人在學習知識時都十分的講究融會貫通，我們的旁白組員也是如此，額外蒐集許多資料，我想「書到用時方恨少」這句話大概不會發生在她身上吧？

「好的，那我們就開始講解囉！大概在五到七歲時，雄獅會進入繁殖力最強的時期。」語畢，旁白又把群眾的目光帶到我身上。蝦毀？把目光帶過來幹什麼？繁殖力最強是要怎麼演？

「欸快，空幹幾下。」看著我愣在原地，演雌獅的同學湊了上來，叫我對著空氣交配幾下，而腦袋一片空白的我也照做了。

「一般來講，在群體中，只有少數幾隻雄獅擁有交配的權利。獅子的交配時間大多在母獅的動情期中，公獅和母獅會在動情期中，一天交配數次。」然後，旁白又該死的停頓下來，而大家也自然而然的朝我和演雌獅的看了過來。

在眾人的注目下，我和雌獅尷尬的碰撞了幾下，畢竟也有小孩在，所以我們就屁股碰屁股，意思意思一下。

「在交配完後，雄獅子會透過嗅聞母獅子的生殖器來……」天壽，她在說什麼？也讀得太詳細太融會貫通了吧！「夠了夠了！講解得很清楚了！」不等旁白說完，我和雌獅同學異口同聲的阻止了她，果斷罷工。

唯一值得高興的是，台下的群眾們看在我們搏命演出的情況下，此起彼落的響起了鼓掌聲，儘管顏面盡失，但多多少少讓我們有了苦中作樂的理由。

不只解剖動物，還要拼回去

除了校外教學外，動物實驗課最有趣的活動大概就是拼蛙骨了。實驗課程中有青蛙解剖的部分，而在解剖完後，會有拼蛙骨的作業要交，要把經過處理後的青蛙骨頭，用三秒膠拼成像外面買到的模型一樣交出去。

說實在這個作業蠻有趣的，但問題就在蛙骨的處理是交給我們自行處理。也就是我們要自己把解剖完去內臟和大部份肉的青蛙帶回住處，然後用漂白水泡個幾天後，再用肥皂水泡這類的，總之，助教當時有給我們一個 SOP 流程，清楚的告訴我們要怎樣清潔處理蛙骨。

這個對於住家裡的人來講好辦事，整坨處理中的青蛙放在陽台，眼不見為淨，過幾天去拿就可以了。但住宿生呢？臉皮超厚的同學就瞞著室友把青蛙放在房間裡，絕口不提那是什麼東西，等有味道出來再說；臉皮稍厚的人找家裡住台北的同學，懇求他借出他家來泡青蛙；而我則計畫把青蛙帶回我姐姐的家，偷偷藏在她的冰箱裡。

所以，我趁我姐在上班時搭捷運到她家，準備把蛙骨丟包在她的冰箱深處，幾天後再拿回來拼。但，正當我快把用塑膠袋包著的蛙骨放進我姐冰箱時，心中的小天使開始作祟，一想到我姐回家想吃東西時，摸索冰箱後發現了這包疑似滷味的蛙肉和蛙骨，打開時的反應，我的良心就開始不安。

「算了，還是放在宿舍好了……」於是，我又搭捷運回到了台大。

最後，我把那坨東西放在一個偏遠且人煙罕至的宿舍角落，不僅長滿蜘蛛網，還有一根掃把，上面長著某種蕈類。「連掃把都長香菇了，這裡給我泡個一陣子青蛙沒問題吧？」我看著我選的地點，滿意的點點頭。

我的蛙骨，再也回不去了

三天後，有舍胞在那個角落偷玩煙火，引起軒然大波，還被放上PTT論壇訐譙，並在這之後，教官怒氣沖沖地帶著幾個同學在那個角落進行大掃除，煙火、髒兮兮的菸蒂、長輩類的掃把什麼的都清理了一遍，當然，還有一包用塑膠袋包著的不知名混濁物。

我的蛙骨在煙火事件中陣亡了，怎麼辦呢？最後，我苦苦哀求同樣也必修動物實驗的室友，把他上學期的蛙骨借我拿去交差，而好室友二話不說，豪爽的答應了。

「蓋瑞你放心，拎北最有義氣了。」於是，他開始在櫃子裡東挖西找，並在一陣匡啷匡啷後，拉出了一塊板子，上面放著他上學期做的蛙骨。

只不過，或許在他的櫃子經過了多重擠壓，幾個月來的碰撞，讓這蛙骨模型多處骨折，並且頭骨歪到一個極致，但我也沒退路了，只能默默的把這隻殘疾的模型拿去交，然後忍受著同學們的訕笑。

兩周之後，換當時的女朋友，也就是邦妮，要交蛙骨作業了。

身為熱戀中的男女，作業一起做也是理所當然的。我們約好一起找個地方把蛙骨拼好，但不論是在男生宿舍還是女生宿舍拼蛙骨都會引人側目，引起其他科系的人反感，該怎麼辦呢？

所以，我用當時的通訊軟體 MSN，敲了跟我同學數年的鐵甲詠打聽情報：

「欸欸，你們蛙骨在哪裡拼的？」我敲著鍵盤問著。

「麥當勞。」鐵甲詠毫不猶豫的回答。

「台大旁邊那間？」我再度確認。

「沒錯，想拼多久就拼多久，旁邊還有全家可以買三秒膠。」鐵甲詠的文字中傳來一絲得意。

「路人不會不爽嗎？」我還是很疑惑的繼續確認。

「我猜不會，畢竟大家不會想像得到有人竟然在那拼蛙骨。」鐵甲詠還是很篤定的回答我。

於是，我和邦妮就在晚上十一點帶著她處理好的蛙骨和三秒膠以及木板，默默地坐進拼蛙骨勝地，台大側門的麥當勞，挑了個偏遠的位置，鬼鬼祟祟的黏起蛙骨。

好加在，邦妮的蛙骨清理得很乾淨，看起來就像模型一樣，偶爾還會有路人好奇的看過來，以為我們熱血的在半夜組模型，心裡八成想著：「哦？還有賣這種青蛙Style，這麼逼真的模型？」

大錯特錯，那是真青蛙。

衷心感謝小白鼠、小白兔的犧牲

動物實驗一直是很有趣的課程，也陪伴我們走過醫學系的許多年。

大三的生理學實驗和大四的藥理學實驗，動物實驗持續著，只不過對象換成小白鼠和白兔，兩個相對平凡的實驗對象。

小白鼠是一個很大挑戰，牠們是一種躁動又膽小的生物，簡直是動物中的暴走族，要抓牠們都要戴工地施工的厚重手套，如果只抓到他們尾巴就不要勉強把牠們提起來，牠們隨時一個回馬槍就可能在沒手套防禦的地方咬出一個傷口。我只記得，我很會抓小白鼠，以至於我們這組把小白鼠從籠子抓出來麻醉這件事到後面都是我做，一隻一隻抓起來打麻藥，邊抓邊感受牠們賣力地咬著白工地手套，打完麻藥後，監測他們的生理數據。

而白兔的部分說實在也沒對牠做什麼，課本上寫說要幫牠打藥觀察瞳孔的變化，但在實驗過程中，根本大家都在摸兔子，而且還有一個身高一百八十六公分的高大男同學，平常滿嘴髒話渾身狠勁，卻在白兔實驗時花了大半時間，嘟著嘴把白兔捧在懷裡溫柔的撫摸，一整個超級反差。

一直到畢業進醫院後，都還持續的接觸著動物實驗，外科部提供了小動物與大動物實驗的課程，課程內容是要幫這些動物開刀，並且觀察結果，實習醫師們開刀的小動物是白鼠，住院醫師開的大動物則是豬。

舉例來講，假設我們幫白鼠開了胃切除的減肥術式，那麼就在幾個星期後，我們來記錄這個術式的白鼠有沒有真的變瘦，以評估自己的開刀成果，算是無比有趣的課程，還可以練習開刀的思維。

動物老師與醫學生的奇幻旅程

這種動物實驗，可想而知的，會發生各種奇奇怪怪的事，畢竟在刀台上的都是經驗較少的醫師，並且要開刀的對象是不熟悉的動物。

我記得有一天，遇到了外科的酵母菌學長，一整個鬱鬱寡歡的神情。

「學長怎麼了？」當學弟的一定要關心一下。

「我們剛剛一整個上午，都在幫我們的豬做CPR。」學長說。

CPR就是一般國高中在學期間衛教都會教的，幫心臟按摩，然後除了CPR外，學長他們甚至還用上了電擊器，試圖拯救自己的豬。

「哦？所以學長你們開刀開失敗了？」單純的我想說一定是這個原因。

「才沒那回事……刀都還沒動，一打完麻醉後，豬的血壓就一直掉，整隻豬氣喘吁吁的，心跳也漸漸的變弱。所以我們才開始幫豬做CPR，打升壓劑。」學長簡單的描述了整個過程。

我實在是很難想像，幫人壓胸CPR已經夠耗力氣了，那麼大隻的豬要怎麼壓。

「最後，我們的豬還是死了，解剖判定死因是肺炎。」最後，學長宣布豬的死因。

「我們的豬身體本來就不好。唉……」酵母菌學長的語氣中，帶著一絲不捨。

看來，意料之外的發展已經是動物實驗的常態，我想這大概也是醫學系的學習過程中，最有趣的一環吧？

蓋瑞醫師的OS

希望大家以後看到有人在速食店拼模型時，能相信那是真的模型，就算是青蛙造型的也一樣坐懷不亂。也要謝謝我經手過的大小動物，讓我在學醫路上，有了既有趣又富有知識性的學習過程。

VOL.02

大學裡的奇妙課程

第一志願：土風舞課

進到了大學校園，
最讓人欣喜的是五花八門的課程，
無奈多半都只是看得到選不到。
尤其土風舞課更是熱門，讓皮卡昌、鐵甲詠和我，
拚死拚活也要搶到上課的名額……

上了大一後，不像高中，有一堆眼花撩亂的課程可以選擇。以我們學校而言，點開選課網站，有葷類學、西藏文化學、愛情價值觀探討、咖啡學……光聽名字就覺得新鮮的課程，數都數不完，但無奈的是，大部分這種課程都十分熱門，需要和無數人一起抽籤，運氣好才能選到。

我的籤運普普通通，沒能選上喝咖啡的課，沒能選上出門郊遊的課，最終課表十之八九和本國憲法以及議會有關，唯一值得慶幸的是，我選到了評價很高的土風舞課，儘管我對土風舞的印象，僅僅只有流傳於阿公阿罵間的神秘舞蹈而已。但在四處打聽後，我了解到台大的土風舞課和我印象中的土風舞大相逕庭，這堂課表面上歸類為體育課，但實際上根本就是去交朋友聯誼的，讓各系的男女學員手牽手，跳舞培養感情，才是這堂課真正的價值。

當然少不了皮卡昌與鐵甲詠

「妹子們！皮卡昌來囉！」第一堂課前，皮卡昌握拳為自己大聲打氣。

大學生會想去跳土風舞的，女生我不知道，不過男生大概超過一半都和皮卡昌抱著一樣的心情與態度在面對這堂課的。

「哥要和正妹手牽手一起跳舞！」皮卡昌繼續高喊著。沒錯，我指的就是這種心態。

土風舞課的教室在台大體育館地下一樓，空間無比大，目測大概有二百個學生，而上課一開始，老師把修課的學生分成兩排，一排跳男性的舞步，另一排跳女性的舞步。這堂課，男生比女生稍稍多了一些，也因此女性舞步的那一排也被安插了一些倒楣的男生，這些倒楣鬼沒辦法跟女生一起跳舞，只能悲情的扮演社交舞中的女性，然後跟同樣倒楣的男性舞伴一同跳舞。

鐵甲詠就是倒楣鬼之一，在老師點到他的那一刻，繃著一張苦瓜臉，無奈的走向女生的那一排，只能看著我和皮卡昌洋洋得意的走進男生那一排。

「欸，那邊有一個大正妹耶，我的天菜。等等看我用我魔幻的舞步征服她。」皮卡昌指著遠方的一個嬌小的女生說道。牛牽到北京還是牛，皮卡昌牽到哪裡都是皮卡昌。

然後，就是眾男士們期待的跳舞環節囉！第一首舞曲開始，熱情的鄉村音樂一下，大家便照著老師的教導跳起舞來。舞步每跳完一個循環，老師便會大喊：「好！換舞伴！」

這時候，男生這排就往右邊移一格，和下一個舞伴鞠躬行禮後，牽起她的手跳舞，舞跳得好不好並不重要，氣氛歡樂最重要，我猜這就是社交舞的真諦吧？一路換著舞伴，過了幾個循環後，眼看皮卡昌下一個舞伴就會是他心目中的女神了，我看到皮卡昌得意的朝這邊比了個讚。

女神不斷擦身而過

天不從人願，開課的老師拿起了大聲公，用超大的音量亢奮的宣布：「OK同學們！換方向囉！大家往左去尋找你的下一位舞伴！」老師拿著大喊。我可以看到皮卡昌把讚收了回去，一臉崩潰的不願接受這個事實，並且還想裝作沒聽到的繼續去牽天菜正妹的手，但這時正妹早已往反方向換舞伴去了。就這樣，皮卡昌不僅和天菜錯身而過，還愈走愈遠，鬱悶的又跳了好幾輪舞。

下一首舞曲，是德國的傳統舞蹈，男生們與女生們要圍成兩個圓圈，男生在外圈，女生在內圈，依序換舞伴。聽到要換舞曲的皮卡昌，一掃陰霾的振作起來，馬上又用了陰險猥瑣的招式。他的招式十分簡單直接，在排圈圈時由於人潮眾多，皮卡昌趁著兵荒馬亂時，拼命的往天菜正妹那個方向擠過去，盡可能爭取靠近正妹的好位置。

最後，當所有學生就定位排好兩個大圈時，皮卡昌早已擠到正妹右後方一格的位置卡位了，只要順時針移動個一格就輪到他和天菜跳舞了。遠遠的，我看到皮卡昌又朝我豎起大拇指，比了個大大的讚。

音樂一下，短短的幾分鐘後，一個循環已經結束了。老師再次宣布著：「好，各位同學們！現在要換舞伴囉！外圈的男生們往順時針移動一格！」皮卡昌喜上眉梢，呵呵的笑著。沒想到老師還沒說完：「然後呢……內圈的女生們也往逆時針移動一格，去尋找你的下一位舞伴！」所以男女各移動一格，這樣一來舞伴就是隔壁的隔壁那位囉？正是這樣，努力卡位到女神旁邊的皮卡昌，恰恰好和女神交錯而過，並且二百多人圍成的大圈可不是蓋的，下一次要輪到他和女神跳舞大概都不知道民國幾年了。

皮卡昌的噩夢還沒結束，他沮喪地牽起眼前那雙手，抬頭一看。馬的咧，鐵甲詠！皮卡昌牽起的，正是鐵甲詠的手，流滿手汗並強壯有力，他們兩個笨拙的跳完一個循環，兩個人垂頭喪氣的準備換舞伴時，老師又拿起了大聲公：「OK，同學們！結合上一支舞蹈，和你現在的舞伴一起跳吧！」

「夭壽噢？不換一下舞伴嗎？」皮卡昌仰天長嘯。於是，他們手拉手一起再跳了一支舞，儘管舞曲輕快愉悅，但他們的步伐卻無比沉重憂鬱，並且在換舞伴的指令一下，兩個人就迫不及待的分開。當下課鐘響時，整堂課都沒和女神跳到舞的皮卡昌，忿忿然的喃喃自語：「該死，早知道不要修這種怪課了！」雖然我同樣身為猥瑣的男性，應當要能理解皮卡昌的心情，但我還是覺得他思想十分的偏差。

大五再度與神奇課程相遇

大三以後，醫學系的課程就變成臨床導向，大體解剖、藥理和生理等課程，大多都和未來的醫師生涯有關，再也沒有這些有趣的社交課，在心裡還是有點感傷。本來以為再也上不到怪奇的課程，想不到世事難料，在大五時，我們再次邂逅了怪奇的課程。

那是在外科見習期間上到的課，幫我們上課的醫師來自其他醫院，表定的上課內容是外科器械教學，但實際上則完全不是那麼一回事。平凡無奇的自我介紹完，老師的開場白就讓人摸不著頭緒。

「同學們，外科的器械你們早就都看過很多了，今天就不多說了。」聽完老師這麼一說，我心裡想，咦啊？課表上寫的主題不多說了？

「今天要上的主題，會圍繞在人體上的某個器官。」老師賣了個關子。

「這個器官，給你們猜猜看，提示你們，身體上有什麼爬蟲類的頭呢？」老師丟出這種問題，感覺是從網路笑話或豆漿上面看來的謎題，不過話說回來，身體上面爬蟲類的頭？

第一時間大家大概都想到同一個答案，但大家仍然面面相覷，真的是那個頭嗎？這麼直白……？

「龜……龜……」我差點要說出來了。

「看你們想那麼久，今天要上的課是和舌（蛇）頭有關的啦！」老師終於公布答案。

「啊，不好意思蓋瑞同學，你本來要說什麼？」沒想到老師竟然轉頭問我。

「沒事。」我趕緊回答。

然後，老師便開始講解起了這爬蟲類的頭。

「人的智能分成很多種，大家熟知的IQ、EQ……這些都是老掉牙的知識。」

「而我，則多發明了一種TQ（Taste Quotient），我稱它為味覺智能。」

「味覺智能遠遠的比其他IQ和EQ什麼的都重要，讓我來顛覆你們的認知……」

足以影響人生的味覺智商

上課內容大致統整起來如下：味覺智能愈高的人，在吃東西方面愈有品味，愈能在品嘗食物時感受到更多的體悟，吃東西也會比較明智，不會去挑選高油高鹽高脂肪的垃圾食物。跟IQ的智力測驗一樣，TQ也有專屬的測驗，透過問卷的形式調查你的飲食習慣與偏好，一題題回答完後，神來一筆的算出你的味覺智能。

「味覺智能可以用在減肥。胖的人味覺智能一定低，這時候只要訓練他的TQ，他就可以成功減重。」老師講完這句後，皮卡昌和鐵甲詠不約而同朝我看了一眼，真是兩個讓人不爽的傢伙。

整整的一個下午，老師的上課內容全都環繞在味覺智商上，不斷的強化我們對味覺智商的認知，告訴我們TQ如何扮演人生中舉足輕重的角色，然後在大略的介紹後，一系列的問答題來了。

「大家都知道，有一些人記憶力特別好，有人把原因歸因為圖像記憶或者是其他的記憶手法，但實際上的原因呢？同學們猜猜看。」

「嗯唔……不知道。」想了幾秒後，鐵甲詠答道。

「公布答案，其實和味覺智商有關，TQ高的人記憶力也會比較好。」接著，老師開始講解記憶力和TQ的關聯，說真的我聽不太懂。

「第二題，社經地位比較高的人，為什麼能比別人容易出頭天呢？」嗯……雖然說背後原因絕對超多，不過答案八成和TQ有關。

「沒錯！他們TQ比較高！」公布完答案後，老師依舊附帶一串完整的講解，而台下的我們還是聽不太懂為什麼。

「今天如果一個高中生問你們：學長！請問要怎麼樣才能考上台大醫學系？同學們覺得他最該加強什麼部分呢？」老師繼續丟出問題。

我心目中的答案是「正確的讀書心態與方法」，不過想必老師的答案不是這個。答案是：「加強他的TQ就對了！味覺智商的成長會連帶增加專注力與讀書效率。」然後他又開始講解聽不懂的原理，經過幾輪答案全都是TQ的機智問答後，眼看就要下課了。

「最後再問你們一個問題，講完這題我們就下課。」老師拋出最後一個問題。我心裡已經知道答案了，OK，未聽先猜，加強他的TQ對吧？

「今天如果一個病人來到急診，告訴你他剛剛被開槍射中肚子，第一件事要做什麼？」

咦？是和臨床相關的問題？說實在聽到正常的問題後，我們反而有點亂了手腳。一般來說，被子彈打中第一件該做的事應該是穩定生命徵象，監測數據並檢查子彈還有沒有在體內？可是之前的每一題答案又都是TQ……

正當大家都在思考中彈和TQ的關聯時，皮卡昌開口給出了他的答案：「嗯……

先測他的TQ？味覺智商？」聽到皮卡昌的答案，老師瞪大了眼睛，一臉不可置信的說：「同學你嘛幫幫忙，你好歹也回答個幫他止血或監測生命徵象，被子彈打到的人，你測他的TQ幹嘛啊？」

說真的完全不能怪皮卡昌，前面大概沒有任何一題會有人覺得答案是TQ。雖然說我在心中認真的懷疑老師是在反串惡搞，但能在繁瑣沉重的課業和臨床中偶爾上到這種詭異的課，說實在還是有點開心的。

蓋瑞醫師的OS

在我們七年的課程裡，充滿緊湊和繁重的課程，回首一路走來的課程，總覺得最印象深刻的還是這些充滿歡笑與轉折的怪奇教學，最讓人回味無窮。我一直都相信書到用時方恨少，或許哪一天，這些出人意表的歡樂課程能在我們人生中扮演舉足輕重的角色也不一定呢！

VOL.03

當醫生一定要認識的各種蟲蟲

以及牠們的拉丁文名字

不管對寄生蟲有沒有興趣，
一旦走上醫學系這條路，也只能咬緊牙關，
硬著頭皮好好認識這些潛藏在我們身邊的蟲蟲。
但更讓人頭痛的是，
還必須背下這些蟲蟲們的拉丁文名字，一個字母都不能錯！

大三時有一堂課叫做寄生蟲學，顧名思義，這一堂課就是教大家寄生蟲的分類，以及牠們的繁殖方式與生活習慣，算是蠻有趣的一堂課，更棒的是，你會學到一堆讓人不舒服的事實，讓你對每一餐充滿恐懼。

舉例來講，曾有病人在某台北知名高級牛排店用餐後，開心的吃完大餐幾天後，肚子痛到醫院急診，最後在排泄物中找到一堆牛肉條蟲蟲卵。然後，如果有加寄生蟲助教的臉書，還能看到他們平常都到哪裡去蒐集寄生蟲，我記得有一天，看到助教開心的PO文打卡：「大豐收！在ＸＸ市場的魚上找到九十隻海獸胃線蟲的幼蟲！」

動態附的照片上，魚鱗上的一大坨小白點，乍看之下就像是海鹽一般，但用高倍率的顯微鏡放大一看，會發現每一粒鹽巴都是一隻隻在扭動的小蟲。而在滿滿的幼蟲照片旁，則是助教開心的提著魚，歡喜的比著讚。

多虧了這堂課，自從大三後，我吃東西時滿腦子都是蟲蟲小劇場，吃每一道菜之前，都會仔細地思索裡面究竟有沒有寄生蟲，觀察一下有沒有任何蠕動的生物。

毫不誇張，有一次受邀到某醫院前輩家吃飯，在飯桌上擺著前輩太太辛辛苦苦準備的大餐，有紅酒燉牛肉、肥大的蝦子與各種用心烹調的菜色。

「來來來，蓋瑞也多吃一點，這些東西都今天買的，很新鮮柳！」前輩熱情的招待著。在寒暄與客套話中，我眼光瞥到了桌上的那隻魚，馬的，是助教在臉書上PO的那種魚！沒錯，沒看錯！而且還是鹽烤的，上面薄薄的灑了一層鹽。

在當下，我唯一想做的事是拿一台顯微鏡來檢視烤魚上面的鹽巴，但好死不死，魚就正擺在我眼前，而且前輩和老婆又很熱情的催促我快吃。於是，我硬著頭皮開始吃起了魚，即便心裡有很大的陰影。事後，身心俱疲的我跟老婆講了這件事，想當然她對於我的無限腦補嗤之以鼻，並且把我酸了一頓。

撇開「不敢吃東西」這個副作用不談，寄生蟲學其實是很好玩的一門必修課。上課內容有趣歸有趣，終究還是有考試要面對，而不幸的是，寄生蟲這堂課的考試，十分的無情機掰。寄生蟲學這種學科，大多是從西方傳進來的研究方式，也因此最一開始在蟲的命名上都是用拉丁文去命名的，好比說牛肉條蟲的名字是是 Taenia saginata，蟯蟲則是叫做 Enterobius vermicularis，十分不直觀。

然後呢，考試方式是要在顯微鏡或者瓶瓶罐罐中，辨認出眼前看到的東西究竟是哪一隻蟲的蟲卵，或者是哪一隻蟲在哪一個時期的狀態，總共一百題填充題。一百題超級多就算了，最該死的是，每一題都要寫拉丁文，寫中文是沒分的，並且一題一分，寫錯任何一個字母就扣光光了，十分的無情邪惡。

拉丁文比蟲蟲還難搞

在寄生蟲期末考的前幾天，我們幾個朋友聚在一起，埋頭苦背拉丁文寄生蟲名，與上百個專有名詞奮戰。

「馬的咧，這些東西到底要記拉丁文幹嘛？又不用跟病人講拉丁文。」鐵甲詠抱怨道。

沒錯，我也這麼覺得，就算硬要秀拉丁文給病人聽的話，上網搜尋一下就好了，不是嗎？

由於大三是醫學系中課業壓力稍大的一年，在這一年要學的知識太多，還額外的要背一大堆蟲名，又是很有可能一輩子用不到的拉丁文，大家都讀得忿忿不平。

但在我們愁雲慘霧的低氣壓中，有一個例外：皮卡昌從最一開始，就氣定神閒的一直邊滑手機邊喝咖啡，一派輕鬆的樣子。我與皮卡昌對到眼，他回給我一個猥瑣的微笑，根據經驗，這傢伙大概正在醞釀低能的梗，所以我照慣例的先無視了他。

「欸，你們怎麼讀得那麼辛苦啊？看看我皮卡昌怎麼讀的好嗎？」眼看大家都打算無視他，皮卡昌決定主動吸引注意力，真的硬要別人注意他。

「哥發明了超屌的口訣，看過一次保證記下來。」由於要背的東西太多，所以大家聽到有很屌的口訣時，不約而同的停下手邊的進度，等著皮卡昌拯救我們。

成功吸引到大家的注意力後，皮卡昌得意的開始演講：

「來，像糞線蟲 Strongyloides stercoralis，你們一定都是硬背吧？」

「傻子才硬背，來！我秀個口訣給你們聽。」

「Strongyloides stercoralis，屎沖囉，死德國蘿莉。這樣有沒有很好記啊？」

大家都愣住了，一時之間不知道怎麼回應他的爛梗。

一看皮卡昌的筆記本，上面還真的充滿這類的口訣。

「Wuchereria bancrofti（班氏絲蟲），無恥蘿莉，搬扶梯！」

「Brugia malayi（馬來絲蟲），仆街啊！馬來姨！」

總共上百個拉丁蟲名，他全部都想了相對應的低能口訣。

「你白癡喔，你這樣絕對行不通的啦。」

「首先，你這樣還要記哪個口訣對應到哪一隻蟲，除了拉丁文外還要額外多背口訣，簡直是繞遠路啊。」

「然後最重要的是，你的口訣又爛又猥瑣。」

大家把皮卡昌的口訣嫌棄了一頓後，決定忽視他提供給我們的上百句爛口訣，老老實實背好所有拉丁蟲名，而皮卡昌對於我們的決定則鄙視的搖搖頭，繼續氣定神閒的在一旁喝咖啡，不間斷的冷嘲熱諷。

一顆花粉徹底擊潰了皮卡昌

即便是這種病態的考試，但大家可都不是省油的燈，從小到大在考試卷中浴血奮戰的同學們，還是在寄生蟲學拿到了高分。

「這一次寄生蟲的班平均是九十四分，提供給各位參考。」助教宣布著。

我看到大部分的人也都差不多滿分，唯獨皮卡昌例外，他考了個相對起來超爛的分數，說實在從班平均來看，我覺得班上有大半的分數都扣在他的考卷上。

在那次的考試中的一百題裡，有著陷阱題，助教在顯微鏡下面放的是花粉，不是任何一隻寄生蟲的蟲卵。而據說，皮卡昌在盯著那粒不熟悉的花粉時，陷入了無盡的深思。

「嗯……我瞧瞧，這個應該是絲蟲的卵吧？」

「好，猜個班氏絲蟲好了，班氏絲蟲拉丁文是……咦……是『屎沖囉，死德國蘿莉』嗎？」

「唔……還是『屎撞蘿莉爹，死德國蘿莉』？」

他的爛口訣裡，用的辭彙實在是重覆性太高了，要嘛是蘿莉，要嘛是屎尿什麼的，就連口訣的發明人，自己也搞混了。

除此之外，那顆東西是花粉，不是什麼蘿莉卵，一題陷阱題讓皮卡昌方寸大亂，一整個把腦中所有的口訣都混淆在一起了。最後，皮卡昌淒涼的考出了低分，這給我們一個啟示：在最後的結果出來前最好乖乖努力，別太囂張。

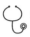

看著皮卡昌考出來的分數，我們暗自慶幸。

其實寄生蟲很常見

等到進臨床後，我們才發現寄生蟲學，除了會對許多食物充滿陰影，然後考試要背很多拉丁蟲名很讓人不爽外，其實並不如我們想像中的「一輩子用不到」。在臨床上，寄生蟲感染的個案也不少見，偶爾會有人從很神奇的地方吃到或接觸到蟲卵，然後身體出問題送醫。

前陣子，在急診遇到了一個家庭，媽媽在幫兒子洗澡時，從他肛門拉出一隻寄生蟲，嚇得把他帶來急診。這個家庭很陽光，他們上星期去山上露營，而快四歲的兒子在高山上時，一直在吃土，沒有任何弦外之音，就是字面上的吃土，而家人則在他吃了好一陣子的土後才阻止他，大概就是那時候吃到蟲卵的。

能在臨床上實際接觸寄生蟲感染的個案，說實在我還蠻開心的，也因此對於這個弟弟，我充滿好奇的詢問病史與症狀。病史統整起來，他的肚子不會痛，然後今天開始一直拉肚子，現在有點想便便，沒有看到蟲蟲。問完病史，他的外國人爸爸為了提振他的情緒，邊逗他邊把他從椅子上帶下來，還溫馨的提高音量，用開朗的口吻要他預備~跳！「Ready? Jump!」看到爸爸扮著鬼臉的逗弄鼓舞，弟弟開心的笑了，張開雙手準備撲向他爸爸。那真是溫馨的一幕，美好的親子畫面，這世界要是多一點這種……。

「噗……劈哩噗嚕劈……」咦？馬的弟弟你做了什麼？

一股惡臭襲來，弟弟拉肚子在急診的檢查台上啦！

我收回剛剛那句話，這世界還是不要有太多這種畫面好了，起碼在我工作的地方還是少一點吧。

蓋瑞醫師的OS

即便寄生蟲就在你我身邊，但食物們只要經過適當處理，多半不需要太擔心寄生蟲感染，要是真的覺得身體不太對勁，趕緊來找醫師報到就對了，多半的寄生蟲都可以在醫師的診治下，離開你的身體。最後，除了不潔的食物之外，也不要吃土喔！

VOL.04

醫師這樣培養國際觀

我們偉大的外交謀略

台灣的醫療非常發達，

相信大家在新聞上或多或少見過國外病患來台灣開刀、就醫的消息，

這對我們來說，也是千載難逢的學習機會。

除此之外，還在當醫學生的時候，

也有專屬於醫學生的國際觀培養方式。

身處這個全球化的時代，大學生涯中自然會遇到一些交換學生，來自五花八門的國家。不只是交換學生，現在台灣也常有國際醫療，帛琉、越南都會有病患遠道來台灣求醫，也有遇過來自美國的病患。因此同學間在實習時或多或少接觸過外國的病人。

我遇過的越南家庭，是在當地被英國的醫生診斷出罕見疾病後，建議來台灣進行進一步的檢查。沒錯，越南人遇到英國醫師，然後英國醫師把他們送來台灣進行醫療，這樣夠國際化了吧？

和外國病患互動其實蠻有趣的，最常遇到的當然就是中國的病患了，和中國病患溝通相對容易許多，歐美病患的溝通也不難，只要能講中文或英文都好。但東南亞的病患就是比較大的考驗了，偶爾會遇到中文、英文都不通的病患。在大五時，皮卡昌、鐵甲詠、鯉余王和我四個人在皮膚科門診見習，如果有病史簡單的初診，老師就會讓我們練習接病人，詢問病史。

初診病歷一共有四份，大家就各自拿了一份。

鯉余王和鐵甲詠的病患，都是為青春痘所苦的國中生。皮卡昌的病患，則是面臨雄性禿的青年男子。大家的都是病史簡單，而且一翻兩瞪眼的症狀，唯獨我的那本，似乎有點不同。

第一個外國病患成就解鎖

二十八歲男性，名字上寫著四個大寫英文字母：DATO，其他什麼都沒了。

有看過門診就知道，醫護人員常常會出來叫名字，叫到名字就可以進去診間，然後輪到DATO先生看診了，便該我出去叫他了。問題來了，DATO這個名字怎麼唸？大家試著念了一輪。

鐵甲詠：「搭透！」

鯉余王：「搭～偷～」

皮卡昌：「Mr，低，欸，踢，歐。」

嗯，跟我想的都差不多，除了我本來就打算無視的皮卡昌外都是。

於是我推開診間的門準備呼叫DATO先生，而在推開門的那瞬間，我感受到滿滿的目光集中了過來，門外的病患們都盯著我，等著看我要叫誰。

我別無選擇，只能硬著頭皮上了。

「呃……搭透！」DATO第一聲，門外滿滿的病患疑惑的看著我，好像沒聽清楚的樣子。

「唔……搭！偷！」DATO第二聲，完全沒人要理我。

「搭頭先生？Mr？」DATO第三聲，是我唸錯還是他人不在啊？

「有人名字叫大頭？」有個婦女的聲音傳了出來。

「媽你別亂講話啦！」我還依稀聽到坐最靠近門的阿桑母女的對話。

正當我準備放棄回診間時，一個中年男子突然恍然大悟的站了起來，朝坐在他旁邊的一個年輕人招了招手。

「阿杜！先生找你！」咦！阿杜？我在找的是DATO耶？

「醫生你好，我是他的仲介啦，他好像有生一些病，所以他的老闆就請我帶他來掛門診。」

「啊！對了醫生，他來自印尼，中文和英文都不太會講喔！麻煩你們了。」語畢，中年男子颯爽的離開，留下我跟阿杜面面相覷。

「呃……那……Let's Go！」我比了比診間，示意阿杜跟我走。

一走進診間，照慣例來個身分再確認，病人辨識是很重要的，搞錯病患就糗大了，除此之外，我也很想知道他名字到底怎麼唸。既然阿杜在台灣工作，那當然是先用中文嘗試溝通看看。

「你的名字是叫做 DATO 嗎？」我問。

「鋪，鋪四。」年輕人堅決的否認了。

咦？不是？

「阿杜！」他拍拍胸膛。

「哦！不是啦阿杜，我要問你印尼的名字怎麼念啦！」「阿杜，你印尼的名字怎麼唸？」

「PR*****COSO WU****KS」阿杜毫不猶豫的噴了一大串印尼話出來。

啥？怎麼沒聽到任何和 DATO 相關的字元？

「PR*****COSO WU****KS」看著我迷惘的表情，阿杜又再念了一次。

「咦？我以為這個是你印尼的名字？」我指著病歷上的 DATO 那四個字問他。

阿杜湊過來看了病歷，皺著眉頭盯著那四個字幾秒後，轉過頭來困惑的搖搖頭。槓咧！到底是誰亂幫人取名字的？無良仲介啊！害我在外面白白羞恥的念了好幾聲。不過轉念一想，還好不是寫原名，不然我在叫號時應該會崩潰，我錯怪仲介了，他們是好人。

第一次寒暄就出包

醫學生邁向國際化，除了進入臨床後接觸的外國病患外，求學期間也常有外國交換學生來跟我們一同學習。交換生的國家五花八門，最常遇到的則是來自鄰近亞洲國家的交換生，而在這邊必須很驕傲的宣布，我們這組和每位交換生都有著良好的互動，應該頒發最佳國民外交獎給我們，雖然說偶爾，還是會出一些意外。

在某個星期一，我們一行人站在內科的護理站外，偷偷摸摸的窺視著裡面一個即將跟我們一起見習的交換生。護理站內，一位膚色棕黑，濃眉大眼且毛髮濃密的外國人正認真地盯著電腦看病患的病史。學姐早上告訴我們說今天有交換學生一起上課，看來就是他了，我們第一個在臨床上遇到的交換生。

「喔哦，我們要不要上去輪流跟印度交換生自我介紹啊？」

「這個就叫國民外交，把台灣推廣出去給外國人，印度有十億人口，會是台灣國際上重要的朋友。」皮卡昌提議道。

在台大醫學院，有不少在實驗室做研究的印度學生，但在臨床上遇到印度的交換生倒是頭一遭。

「我們平常在醫學院遇到印度人，都沒有機會跟他們講話，現在機會來了更該好好把握！」皮卡昌持續的在宣揚他的外交理論。

「我贊同，而且我暑假剛到印度做志工，和他有很多話題可以聊。」鐵甲詠附和道。

於是，對國民外交充滿熱情的皮卡昌馬上開始自我介紹，而在陌生的環境遇上主動上前示好的台灣學生，印度交換生也是喜出望外。

大家知道，有些印度人講英文會有很重的印度腔，這位交換生完全沒有，他能用流利的英語和我們聊天，並且他的名字也和印度人不太一樣，有著特別的鼻音。

皮卡昌和我自我介紹完，接著就是重頭戲鐵甲詠了，畢竟這傢伙可是剛拜訪過印度的，想必可以幫我們開啟很多話題吧？

「I just visited your country in the summer!（我夏天才剛去你的國家玩耶！）」

鐵甲詠在開心地講完名字並稍微寒暄後，馬上接續到他暑假到訪過印度的話題。

「Oh really?（噢真的？）」

「Yes, I went there for the summer volunteer program.（沒錯，我參加了暑假的義工計畫）」

「Oh great!（噢太棒了！）」

聽到鐵甲詠還利用暑假到他的國家擔任志工，印度交換生笑得更開心了。

這就是國民外交，我們真不愧是台大醫院最佳外交小尖兵啊！

「So, Where did you do the voluntary work in Germany?（那麼……你是在德國哪邊做志工的？）」交換生笑著問鐵甲詠。

咦啊？Germany？他是德國人？我們三人當場愣在原地。

「楨！你這白癡，誰跟你說他是印度人的？」眾人轉過頭來瞪著皮卡昌，異口同聲的咒罵。轉頭回去，德國人仍然笑吟吟地等著跟鐵甲詠聊他暑假是如何在「他的國家」做義工，看來要使出大絕招了。

大絕招聽起來很猛，其實也只不過是轉移話題，而且由於我們很常講錯話，所以鑾常在用大絕招的。只見鐵甲詠熟練的話鋒一轉，突然不經意的看向時鐘，驚呼一聲後說到我們上課要遲到了，晚點再和他聊囉！然後我們一行人就消失在單純的德國交換生眼前，台德友好，善哉善哉。

泰國日本大不同

第二次遇到的交換生來自泰國，是兩個長得跟我們台灣人沒什麼兩樣的男生。「欸他們看起來就是台灣人齁，你確定他們是泰國人？」有了前車之鑑，大家都格外小心。

「安啦！我確定他們是來自宋卡王子大學的學生，保證是泰國人。」皮卡昌自信滿滿。

泰國交換生比較不一樣的是，他們鑾喜歡吃醫學院二樓的校內餐廳，幾乎天天都吃。為了做到一百分的國民外交，我們大部分都會和他們一起吃，而且，我們充分展現了台灣人的義氣，大方的每餐都幫他們買單。

「組員們，這個就叫做金援外交，跟我們的政府一樣。」皮卡昌得意的宣布，講得好像很厲害，不過其實也只是幾十塊錢的事而已。

我們和泰國交換生的互動其實不多，一方面是他們幾乎翹掉了全部的課，來台灣交換主要是來玩的，幾週下來都在一起吃便當，然後他們就回國了，真是個歡樂的國家。

泰國交換生離開後，緊接著的交換生來自日本，有小道消息指出，將會有數名東京大學和東京慈惠會的醫學生會一起來上課。在日本交換生來的當天，皮卡昌早早的就去「探察敵情」了。

「欸欸！我剛剛看到了這次的交換生，都是漂亮的女生欸！」

「日本的妹子們要來囉！」皮卡昌偷窺完後，興奮的回來告訴大家。

必須要說，不知道為什麼日本妹對於肥宅的吸引力十分的大，也因此，這一次組內眾肥宅可謂無比興奮。

「很好，上次對泰國人是金援外交，這次對日本人則是要巨棒外交！」皮卡昌果不其然又想了幾個猥瑣的梗。

可能會有人不懂皮卡昌到底在講什麼。簡單說起來，金援外交，就是花錢來外交，而巨棒外交則是美國老羅斯福總統在十九世紀前後提出的外交手段，手持巨棒威嚇西半球的國家乖乖聽話這樣。

不過，皮卡昌這邊巨棒外交的含意，我們還是不要著墨太多好了……。

總之，日本妹真的跟我們一起見習後，平常總是第一個上前去聊天的皮卡昌，反而從來沒有主動的講過任何一句話。

「喔，我不知道要講什麼。」皮卡昌總在大家聊天時，酷酷的這樣講一句。幾個星期過去了，皮卡昌唯一做的，就只有在大家聊天時，一聲不吭的坐在旁邊抓頭髮耍帥，我猜這個人大概正幻想自己是日劇裡的酷哥偶像，日劇裡的酷哥從不主動和女生攀談的，都是女主角倒追居多。

想當然，最後巨棒外交不了了之，皮卡昌甚至連FB好友都沒有加成，失敗中的失敗。

櫻花妹們的來訪，讓皮卡昌展開了特殊的外交手腕。

以貌取人大大失敗

在日本交換生也離開後，又在某個到新病房的第一天，學長告訴我們將會有泰國交換學生和我們一同實習，等一下會和我們一起跟主任查房。

「如果他有什麼不會的問題想問的話，也請學弟們多幫忙他學習。」那當然，最有義氣的醫學生，這種事自然不在話下。

一走到護理站，黝黑的泰國學生比我們早先一步到了，他已經換好值班服，在護理站看著手上的資料，嘴裡念念有詞。約莫五分鐘後，主任查房。

「哦？大家都到了，好，那我們去看病人吧！」於是我們一行人一個一個的和主任討論病歷，一路上我們仔細的觀察著泰國學生。

「我覺得泰國交換生好可憐喔，主任一直講中文，他怎麼可能聽得懂啊！」鐵甲詠湊過來跟我們說。

「對啊，看他都面無表情的，大概人這麼多他也不敢提問吧！」我附和。

說時遲那時快，皮卡昌已經去跟泰國交換生搭話了，正義的皮卡昌用英文把主任剛剛解釋的東西翻譯給他聽。

泰國交換生驚訝的看著皮卡昌，而皮卡昌似乎感受到交換生眼神中的感激，於是講得更起勁了。突然，泰國交換生插話了。

「學弟，哩咧供三小？」他用標準的國台語問道。

氣氛瞬間凝結。

「呃……你是學長？」皮卡昌不敢相信的吐出這句話。

「啊不然咧……」學長說著。

槓！學長長得這麼像南島民族，竟然不是泰國交換生？事情大條了，皮卡昌會怎麼解釋呢？

「喔沒……沒事，我以為學長是……沒事，學長我只是想練習英文。」還好皮卡昌沒有說出來。

「好……學弟你也真特別。」幸好學長沒有起疑。

沒錯，絕對不能讓學長知道，我們全部都以為他是泰國人。

至於真正的泰國人呢？則是跟在主任後頭，一位完完全全華人臉的帥哥……。

蓋瑞醫師的OS

台灣的醫療水準在國際上備受肯定，讓許多交換學生選擇到台灣交流和學習。即便在我們身上屢屢發生讓人哭笑不得的糗事，但撇開這些不談，能身在享譽國外的醫界中，心中還是有著滿滿的驕傲呢！

VOL.05

台大醫學生的最佳戰友

不離不棄的麥當勞叔叔

對許多人來說，
麥當勞是每個人學習路上的共同回憶。
對台大醫學生來說也是如此，
七年中的每一年，方圓幾百公尺內，
都會有著一間麥當勞，
參與我們的學習、戀情，以及生活大小事……

其他學校的醫學系的狀況，我並不清楚，不過就台大來說，從一上大學開始，就一直和麥當勞形影不離。

基本上，我相信超過半數的大一新生是考試前幾天才熬夜抱佛腳讀書，前一天才讀的也大有人在。如果是在考前一天熬夜，專業的大學生都知道在宿舍自己埋頭苦讀是件危險的事，要熬夜讀，乖乖找間麥當勞卡實在。

熬夜唸書的標準配備，麥當勞

首先，假設你的室友沒有要一起熬夜，為了配合多數人，大多數的情況會在半夜左右熄燈。第一項考驗來了：挑燈夜讀。我自己每次挑燈夜讀的經驗都差不多，每次都一樣悲劇。一開始覺得自己戰力滿點，非得把考試範圍都徹頭徹尾的給他弄得一清二楚才行。

「可以的，專心拚個幾小時就過去了！」總是這樣跟自己說著。

一小時過後，漸漸的會意識到不對勁，覺得書好像會讀不完。眼看時間所剩不多，看來只好降低自己的期望，不求把考試範圍讀懂，先來把考古題寫過，不會的部分再回頭看上課內容就好。這時的心境，已經從滿腔熱血蛻變成得過且過，只求看過，不求理解的階段。而在這考古題看完一遍後的階段，身體的疲勞加上看完考古題後的成就感，往往讓許多熬夜抱佛腳的弟兄在這時候走偏了。

「累了累了，考古題也看完了，我先小睡十分鐘再來讀熟。」心裡的小天使不斷的重複著。別傻了，十分鐘後能起床的都是筋骨驚奇、天賦異稟的神人，一旦踏上小睡片刻這條不歸路，多的是一覺到天明的普通人啊！

沒去麥當勞唸書是會被退學的

為了強調孤身一人徹夜讀書的危險性，在這邊告訴大家澳洲人 Bob 的故事。

我剛上大學時有一位澳洲室友 Bob，他跟我雖然不同科系，不過同樣的他也必須面臨熬夜讀書的考驗。他的成績一直很不理想，這必須歸功於我們優秀的課程安排，這位在澳洲快樂打球，在自由學習的環境中長大的孩子，一上台大後，必修課塞了滿滿的微積分、物理和化學，這一批超硬的科目。

也因此 Bob 很快的，就在退學這條路上聽牌了，只要再一科沒過，Bob 就胡了。

即便如此，在 Bob 最關鍵的一戰，他終究是一路摸魚到考試前一晚，緊張的他當晚帶著兩罐紅牛和咖啡走進房門，坐在位置上深呼吸了一口氣後，拿起原文書開始振筆疾書。我看著 Bob 賣力的背影，心中暗自嘆息。

基本上，他犯了一堆菜鳥等級的錯誤。

首先他選擇在宿舍熬夜讀書，熄燈後的意志力挑戰就不用多説。

再來，他桌子前面的電腦沒有關機，這也十分危險，一個不小心就會又花半小時在社群網站上了。

還沒完，Bob 讀的是原文書，天大的錯誤。在我國如果你考試要求及格，並且你還打混到了最後一刻，那麼你該讀的是考古題。

看來，聽牌的 Bob 這次考試是走遠了，更屌的是，即使 Bob 有紅牛和咖啡加持，他還是在凌晨一點半上床小睡片刻了。

「我感覺我好像無法思考了，先休息一下等會兒再來努力吧！」Bob 上床前這樣跟我説。我是覺得效率不好的確不用勉強，不過 Bob，你很有可能起不來，我總感覺你要自摸了。

學期結束後，Bob 不負眾望地自摸，也因此離開台大，回到澳洲過著幸福快樂的生活了。只能說考試真的對大多數人來講不是天性，是一種外加的、強制的、變態又可惡的東西。

扯這麼遠，只是要告訴大家，要抱佛腳還是大家一起抱，一來不會的地方可以互相討論，二來不會面臨挑燈夜讀的嚴峻考驗。也因此，麥當勞成為抱佛腳的完美地點，有水有電，要是肚子餓了還能吃宵夜，唯一需要注意的就是別不小心和同學聊天聊太開。考試前一天就是閉上嘴巴好好念書，別跟旁邊的朋友聊人生聊八卦，只要記住這點，麥當勞就是抱佛腳的好去處。

給大家滿滿大熱量的好去處

大一、大二時，台大正門對面開二十四小時的麥當勞就陪伴大家度過了無數個日出，提供了大家抱佛腳的好去處與滿滿的大・熱・量。升上大三，醫學系學生來到醫學院上課後，麥當勞的身影依然存在。醫學系學生大多是住到了徐州路的宿舍，而距離宿舍不到十分鐘的路程矗立著一間巨大的麥當勞。一樣的，麥當勞這個舞台，給予了我們滿滿的抱佛腳和人・熱・量，這時候體重計上的數值已經比剛上大學時多了十公斤。

進到臨床後，常常三餐在醫院內解決會省下許多時間，這時候，偉大的麥當勞又來雪中送炭了。在台大兒童醫院地下室有間麥當勞，如果要在上班前在院內買到早餐，那麼我們只有萊爾富和麥當勞這兩個選擇。其他人我不敢講，不過我身邊的人大多是選擇麥當勞。到了午餐時間，我們可以選擇到台北車站附近去吃，但如果當天不幸值班離不開醫院，那麼選擇就剩下便當和麥當勞。便當和麥當勞彼此互有勝負，不過一到宵夜時間，醫院的便當店一關門，麥當勞就不戰而勝了。

總而言之，每個成功畢業的台大醫學系學生後面，一定有著一間偉大的麥當勞，默默的為台灣的醫療貢獻一份心力。

熬夜讀書，靠的是麥當勞的二十四小時不打烊。

冬天保暖，靠的是麥當勞提供的熱量，讓我們體脂肪Up！Up！再也不怕冷。

值班時怒吃一發宵夜，靠的是麥當勞，因為它是院內除了萊爾富外，唯一還在營業的店家。

前陣子，兒童醫院的麥當勞宣布結束營業，同事們在臉書上一片崩潰。說實在，麥當勞撤櫃後，我值班的中午倒真的不知道能吃什麼。不過我相信，麥當勞的撤櫃也會帶來一些好事，或者說，起碼讓一些鳥事不會發生。我曾經因為吃麥當勞被病患嫌棄，正確來講，是病患和她的媽媽。

不過吃個麥當勞也中槍

在一個普通到不行的值班日中午，我跟皮卡昌來到了兒童醫院地下一樓準備吃普通到不行的午餐—麥當勞。正當我們高興的準備把外帶餐點帶上病房慢慢吃的時候，旁邊傳來大聲的吵架聲。

「我要吃！我要吃麥當勞！」一個一身粉紅公主裝小妹霸氣地向她媽宣布。

「我不管，我就是要吃！啊啊啊啊！」眼看她媽無動於衷，小公主把尾音淒厲的拉長抗議。這種事情並不罕見，所以我們就邊等電梯，邊在旁邊看好戲。

「不可以！媽媽有幫你帶午餐，我們在這邊吃媽媽煮的！有好多紅蘿蔔、甜椒和好吃的茄子。」她媽有耐心的循循善誘著。好樣的，這個媽媽專業，是說那些東西我大概有一年沒碰過了。

「不行，麥當勞非常不健康！」媽媽再度出招。

「不要！我要吃麥當勞，醫生叔叔也在吃麥當勞啊！」小妹矛頭一指，把砲火轉到路過的我和皮卡昌身上。我靠，小妹妳人真不厚道，沒事不要亂牽拖。然後叔叔妳個頭，哥哥們工作壓力大，吃什麼都可以的，妳長大就會慢慢學習到怎麼幫自己找藉口吃垃圾食物了，現在還是乖乖去吃蔬菜吧。

「妳還騙我說醫生叔叔都不吃麥當勞……嗚啊啊啊！」小妹繼續指控著。

顯而易見的，我們不需要蹚這灘渾水，但我們的電梯還沒到，也只能愣在原地看這齣八點檔。不只這樣，我們還跟小妹妹的媽媽對到了眼，而小妹也更加的把我們當作她的底牌，不停的指著我們哭鬧。我們可以看到她媽滿臉殺氣，旁邊則充斥著小妹無止盡的「為什麼叔叔可以吃？」的跳針。

本來以為她媽媽煮菜煮得這麼養生，想必是個修養很好的太太，哪知道完全不然，她媽斬釘截鐵的拒絕小公主以外，還順便開始教訓我們：

「台大醫院地下一樓怎麼可以有麥當勞這種店家？你們這樣很不負責任！」

「你們買的這種東西，對於小孩子完全沒有任何好處。」

這點倒不太對，有時候病懨懨沒食慾的小朋友，靠著喜歡的食物可以補充體力和營養，並不是沒有任何好處的。而且，罵我可以，但罵麥當勞我就跟妳拚了，它可是我一路苦讀的避風港啊！

當我心裡為了麥當勞憤慨的時候，這位太太繼續數落著：

「樓上在治病，樓下在致病，這樣讓我們真的很難教小孩。」

「走了走了，不能吃麥當勞就對了！」

語畢，她一把抓起哭鬧的小妹揚長而去，還可以聽到小妹那淒厲的「嗚啊啊啊」漸行漸遠，除此之外還有她媽「叔叔壞壞！」的碎念。

雖然我們被罵得一頭霧水，雖然我心裡也想著要跟這位阿姨拚了，但是由於我們的白袍上都繡著我們的姓名，基於不想被投訴的鴕鳥心態，我們很孬的都沒有回應她媽，而且說實在這整件事有點好笑，就一笑置之吧！

天底下真的無奇不有，兒童醫院麥當勞的撤櫃，大概可以減少這種鳥事的發生，同時避免外界的輿論撻伐吧？雖然說如此，我內心還是覺得很難有店家能取代麥當勞在兒童醫院的地位，也感謝麥當勞一路的陪伴，讓我度過每一次的考試，讓我冬天都不怕冷，讓我每次回老家都被長輩念說又變癡肥許多。

而且轉念一想，其實從側門走出去大約一百公尺處，還有一間麥當勞，看來我的世界末日也還沒到就是了。

蓋瑞醫師的OS

大家不要埋怨：「醫院裡怎麼會有速食餐廳呢？」其實除了我們醫護人員之外，也有很多探病、陪病的家屬有時候也需要麥當勞一下的。在醫院裡的生活，有時候吃飯時間不正常，肚子餓的時間也不太正常，能有這麼營業時間長又方便的速食店，夫復何求啊？

VOL.06

醫學系這肥宅培訓班

最專業快速的訓練

在醫學系打滾多年後，
多年不見的親戚們一看到我，
往往迎面就是一句：「唉唷，蓋瑞你又變胖了」
這也難怪，畢竟我們這個科系，
不只教導醫學知識，
對於肥宅的培訓也是不遺餘力呢！

世人對於肥宅的定義常常太過武斷，用二分法來判斷一個人是不是肥宅。好比說，暑假選擇在家吹冷氣的是肥宅，排了不少運動行程的是陽光男；在夜晚獨自在電腦前敲鍵盤的是肥宅，逛街泡夜店的是潮男；成年且一直都單身的是肥宅，交過女朋友的就不是。

雖然基本上分類觀念都算正確，但要精確的定義一個肥宅，我認為如果有一個評分表會更恰當，畢竟如果照二分法的話，人人都可以是肥宅。當肥宅的門檻被降低不少後，隨隨便便的人都可以踏入我們肥宅圈，這種事門都沒有。要能被稱上是肥宅，必須要展現足夠的「肥宅力」才夠內行，精準的計算是必備的。

在我腦中，則有一個簡易的肥宅力評估表：

1. 身材肥胖，十分，額外的 BMI 和體脂肪都可以再加分
2. 每天花在電腦的時間佔自己空閒時間一半以上，十分
3. 吃青菜心情會變差，十分
4. 放假不喜歡出門，十分，出門要扣分，尤其是出門運動
5. 喜歡外帶食物回家吃，十分，邊看電腦螢幕邊吃再加十分

6. 身上散發淡淡酸味，十分，濃厚汗酸味，三十分
7. 沒有交往過女朋友，十分，每交往一個扣五分
8. 國小、國中、高中、大學四套班服輪流換，五十分，穿著太潮要扣分
9. 隨時都有空，隨時可以被約吃飯當分母，二十分
10. 在班上是邊緣人，十分，但別人要修電腦時很受歡迎，再加十分

要知道，以上十點只是簡單的入門，肥宅力是沒有上限的，而成為肥宅大師的路也浩瀚無垠，需要持續且漫長的修行才能出師。

醫院裡的冷氣是豢養肥宅的第一步

幾年下來，我發現一件事，想成為肥宅大師，在醫院工作是個完美的選擇，而讀個醫學系更可以讓你肥宅力直衝雲霄。每一天，我在早上六點半準時出門，走一百公尺到捷運站的過程中，我就已經香汗，不對，臭汗淋漓了。回想我高中時，還是個乾爽的好青年啊。

大家大概都有共同回憶，高中頂著大太陽升旗，主任校長老師們那總是漫長的

演講，讓背後的制服默默的醞釀出大片、溼答答的汗漬，不僅不舒服，還有點不自在。為了讓汗漬不要輕易出現，為了守護制服的乾爽、色澤統一，我從高二下學期家裡再也沒吹過冷氣，過著苦行僧般的生活，以身為一個乾燥的男子漢而自豪。

上大學後，第一次踏進台大醫學院時，我心中第一個念頭是：馬的，冷氣也開太猛了吧？我不是唯一這樣感覺的人，班上許多人到醫學院上課時，都會特別帶件薄外套，甚至還不夠抵禦醫學院的超猛冷氣。

醫學院和醫院冷氣會這麼冷是有原因的，官方說法是低溫可以降低微生物活力，讓傳染性疾病、細菌都比較不容易擴散。這麼神聖的原因，我們也欣然接受，況且大一、大二，在醫學院的課少之又少，也不會造成太大的困擾。

大三以後的每一年，我白天的學習和生活都被安排在醫學院，進臨床後更是生活、值班上花了大把時間在醫院，再也沒有離開這冷氣永遠凜冽的環境。長久以來別無選擇的待在超強冷氣房內，也讓我的肥宅修行有了大幅的進展。

從覺得醫院冷氣也未免開太強，每次進醫院都要帶薄外套，到每次都迫不及待趕快進醫院避暑，即便外面對一般人來講可能根本不會熱。

從在烈日底下曬半小時，背後仍然清爽的涼感少年，到在秋天散步到捷運，都可能會爆汗的濡濕肥宅。

肥宅之路，儼然成型，只要我持續吹著這種等級的冷氣，濃厚的汗酸味應該離我不遠了。

醫院飲食習性就是肥宅孵化器

讀醫學系，在醫院工作，除了能讓你愈來愈容易爆汗之外，說實在飲食方面，也常常在肥宅之路上推波助瀾。

首先，醫院的健康食物都超級貴，CP值超級低，好比說一盒八十元的小份水果，地下街賣的食物又都大同小異，常常偏油口味偏重，強迫選擇會變胖的食物。工作上，護理站的醫護學長姐都常常會拿食物給我吃，或者一起訂珍珠奶茶這類的高熱量飲料，強迫肥宅養成，以上這些都是環境上，幫助肥宅養成的因素。

再來就是個人因素了，我自己，說來值得驕傲，天生就是個當肥宅的料。平常無事一身輕時，會覺得沙拉蔬果很好吃；但壓力大或者情緒緊繃時，那麼重口味的食物和甜點才是王道。我目前在醫院工作壓力大部分都還不小，也讓我天天爆吃。除此之外，值班面對較長的工時時，我心中則會有多吃一餐的衝動，這些想吃的念頭，再再印證了我完美的肥宅基因。

環境的催化，搭配我的天生麗質，想必我在肥宅這條路上大概無人能敵了吧？大錯特錯！我最近意外認識了真正的肥宅之神，無比恢弘的氣派，如此寬闊的背影，看不到車尾燈的肥宅力，讓我自慚形穢，竟然曾經天真的以為自己能成為肥宅王。

讓人望其項背的肥宅之神

李大砲學長，民國七十年次，從考上醫學系到當上主治醫師這段期間，身高一百七的他體重已經翻倍了，不是什麼四十公斤到八十公斤這種小家子氣的數字，而是從七十公斤到一百四十公斤，在我認識的人當中，擔任肥宅界第一把交椅當之無愧。

更厲害的是，李大砲，在醫學院和我喝著咖啡聊著天時，背竟然在冒煙！定睛一看，那些煙則是背上的汗的飄散，而學長在冷氣開超強的醫院裡就是能這樣爆汗，就像寒冬時張嘴哈氣會冒出縈縈煙霧般，學長的背隨時都激情地冒著煙。那滾滾冒著煙的身形，矗立在我眼前，乍看之下好似在雲朵間莊嚴站著的神明。

「蓋瑞啊，我大概是你所認識最胖的人了吧？哼哼哼哼。」大砲學長一開口直接切入主題。

「而且我還不是從小就胖喔，我的癡肥是後天努力來的……」學長推推眼鏡，眼神間是滿滿的自在與自信。

「體脂肪即將五十，人稱半脂人，哼哧。」學長連自己的稱號都想好了。

肥宅之神！學長絕對是肥宅之神！活生生的在我面前，分享著他一路的心路歷程，不吝惜把他一切經驗傳承給我。

「你也讀醫學系，要像我一樣絕對不難，相信我。」那是學長給我的最後一句話，無比勵志。

回到家後，我把肥宅之神的故事告訴了邦妮，並且堅定的告訴她，我已蒙肥宅神感召，等一下要去肯德基吃炸雞桶配蛋塔。只能說，天不從人願，她強行介入了我的肥宅之路，不僅不讓我吃炸雞桶，還開始試圖用生酮飲食洗腦我。儘管如此，但在我心中，學長那驚人的身影將永遠烙在我腦中。另外，肥宅之神學長表示，如果不看鏡子的話，他已經好幾年沒看過自己生殖器了。

蓋瑞醫師的OS

其實不只醫療業，許多工作型態都很容易讓人變成肥宅，用吃來安慰自己。大家也別對這樣的自己太有罪惡感，在壓力下想攝取熱量是人體自然生理機轉，只不過，還是要適可而止，並保持運動才能維持健康啊！

VOL.07

通往健康的運動

雖然我自己不常運動

醫師總告訴病患要多運動，

但真正遵守醫囑的病患相信不會太多。

老實說，身為醫師的我也不一定能堅持運動習慣，

不過吼，我幾乎每天都還是會去勸病人多運動……

「阿姨，多運動對你這個病有幫助！」
「馬麻，產後可以做這本衛教本上的運動，會對復原有幫助！」
「底迪，如果多運動的話，你會長得更壯更高喔！」

這些話，相信大家都耳熟能詳。適當的運動真的是維持身心健康的重點之一，也是我們時常掛在嘴邊告知病人的。話雖如此，進臨床後的醫學生，或多或少會因為臨床工作壓縮到運動時間，維持正常的體態難度也上升許多。

舉例來說，大家都知道大醫院的電梯很難等，裡面又常常都塞滿人。以往，假設要走的樓層不多，我都會盡量走樓梯；現在則不然，上次在值班時遇到好朋友，兩個人一起等了快十分鐘的電梯，最後發現他要從九樓坐到十一樓，而我則是坐到十二樓，說有多懶就有多懶。

麻醉課的逐一檢查

在某一堂麻醉科的課程中，教授一開始上課，開門見山的說著並不是麻醉相關的內容，而是大談運動健身的重要性。

「你們別看我快六十歲了，我每個星期還是進行三次高強度運動。」

「注意，是高強度運動，不是什麼走路半小時到捷運站的運動。」

「所以你們看，我身材還是保持得跟年輕時一樣。」的確，老師雖然有些年紀，身材還保持得十分精壯。

還記得那一堂課是在大六時上的，課名叫做「鴉片類藥物的使用」，不過老師似乎根本不打算講任何和主題有關的東西，就在連珠砲的開場，敘述他的運動多麼的扎實後，老師做了一個擴胸，自信地轉過身來，環顧教室裡的學生。整個教室的醫學生總共就只有七位，看著最後一排正在打瞌睡的幾個實習醫師，老師嘖了一聲說道：

「你們這些年輕人有沒有在運動，我一看就知道，身形是騙不了人的。」

「你，一看就知道沒有在運動，又瘦又沒肌肉，臨床訓練讓你累到隨時想睡覺對吧？」打瞌睡的學長被點名了。

「妳下盤比較肉，應該沒在做有氧運動，要多做吼。」

唉，可憐的學姊。

老師一個一個看過去，在觀察幾秒後，總是毫不留情的下評語，一路由後往前點名，緊接著，下一個要被羞辱的就是我了，老師唸完學長姐們後，盯著我看了一陣子。

「你身材大概是這邊唯一可以看的，這身型看起來就是有練過的，平常重量訓練應該做了不少。」老師滿意的點點頭。

咦！搞什麼？教授認真的？

其他人的眼光也朝我看了過來，大家心裡八成在想：「難道這看似是肥宅的傢伙，其實衣服底下都是肌肉？」當然不可能，我的衣服底下都是肥肉，老師才剛信誓旦旦的說身型騙不了人，想不到我這種肥宅穿厚一點，就騙倒他了，看來邦妮幫我選的這件外套不錯喔。

「蓋瑞同學，你平常都做什麼運動的？蛤？」老師努努嘴，又繼續追問。

我想想，這麼難的問題大概要想個一小時。我平常都做什麼運動嘛……如果是高中時期體育課會打籃球，大學有打一點網球。但如果把時間限定在最近兩年的話，那麼高強度的運動大概只有一次，就是某一天捷運的電扶梯壞掉了，我只好面對現實的爬一長串樓梯，僅此而已。不過，身為唯一「身材可以看的人」，要是回答說我做的運動是走樓梯這種阿伯運動，那麼不僅我臉上無光，其他人的面子大概也掛不太住吧？

剎那間，我靈光一閃！我平常垃圾車來的時候會把垃圾帶到外面去丟，有時候垃圾積久了就會比較重。啊！還有，我平常快要遲到時都用跑的！

綜合以上，廣義來講我應該算有在重訓和跑步。

「老師，我都做重量訓練和跑步。」無恥的回答完後，我可以看到皮卡昌狐疑的眼神盯著我看。

「我想也是，很好！告訴你們，醫師最重要的本錢就是身體要好！」在聽完老師滿意的短評後，我的眼角餘光瞄到有隻手，正朝著我的方向接近，在這一秒間，我的警覺心讓全身感官都敏銳了起來。馬的，皮卡昌這傢伙想摸我肌肉驗貨，夭壽，絕對不能讓他摸到肥肉，他一定會大聲張揚！

「快！用力！」我告訴自己以及肌肉們。他的手指戳在了我用力準備好的手臂和胸部，戳了幾下後，他若有所思的轉了回去。

「好吧，算你硬。」他默默地說。

雖然有點心虛，但我不禁得意了起來，我成功騙過老師和同學了！儘管皮卡昌還是瞇著眼深思並懷疑著，不過眼看老師下一個就要點評他了，奉勸他還是先顧好自己吧！

皮卡昌公然扯謊

「左邊那位爆炸頭，你平常應該沒什麼在運動吧？」老師接著盤問皮卡昌。

「有，很常運動。」皮卡昌很順地回答老師。

「咦？你做什麼運動的？」老師當然繼續問下去。

說到我們的好朋友皮卡昌，他完全沒有在運動，空閒時間也只想著要在咖啡店打工泡妞，我們一起走樓梯到二樓的宿舍還聽得到他微微的喘息聲。但皮卡昌這傢伙竟然撒謊，沒在運動就別在那邊嘴硬虛榮吼，雖然說我好像沒有資格說他，但嚴以律人寬以待己總是簡單的。

「我平常都打 Candy Crush。」皮卡昌自信，微笑著說。

CHAPTER 3
如果你也想當醫生

夭壽，人不要臉天下無敵，在這種場合還想厚著臉皮講冷笑話，大概只有他能做到了，然而看著老師嚴肅的神情，完全沒有想要笑的意思，看來皮卡昌式笑話又失敗了一次。老師板著臉，陷入了幾秒的深思，我猜他大概是被這個爛笑話震懾住，不知該如何反應了。

「哦，你們年輕人現在從事的運動，很多名字都很新奇耶，那個什麼 Crush 的運動強度高嗎？」老師推推眼鏡問道。

等等！老師，那只是一個爛笑話啊！

「嗯，強度有時候蠻高的，在愈後面的時候愈高。」皮卡昌繼續掰。

「原來如此，是像之前新聞上很紅的那個一堆人把自己套在氣囊裡，然後撞來撞去踢足球嗎？」老師回問道。

「有點像。」皮卡昌無恥的點點頭。

「嗯，總之有在運動就好。」老師問完一輪後，轉過身在白板繼續講解運動需要達到的心肺目標，絲毫沒有懷疑 Candy crush 這超爛的說法，這和跑來跑去的泡泡足球完全不像，只不過是滑滑螢幕讓糖果撞來撞去，虧老師剛剛還說「有沒有在運動騙不了人」，結果一轉眼就被兩個人騙了，一整個有夠好騙。

雖然說我們的行為十分厚臉皮，不過在當下，成功騙過老師的成就感讓我們得意洋洋，除此之外，儘管在課堂上老師諄諄告誡我們運動的重要性，不過下課回家後，運動什麼的當然都先拋到九霄雲外了。就這樣，我們又渾渾噩噩的度過了一年，沒做過幾次運動，持續堆肥的一年。

一杯開啟運動計畫的咖啡

一年後的某一天，我前往皮卡昌的宿舍，表面上是要欣賞他苦練的咖啡拉花技巧，當然實際上，我只是想省杯拿鐵錢。我們邊從醫院走到宿舍，抵達他位於二樓的房間，一路上兩個肥宅氣喘吁吁的爬著樓梯。

「哥決定了，不能再這樣下去了……」他莫名其妙的有感而發。

「今天開始，我要每天跑中正紀念堂！怎樣？要加入嗎？」

我二話不說馬上答應，一來是他的熱血感動了我，二來實在是太喘了，再不加強體力，下次搞不好要走出門都有問題。

於是，我們約在中正紀念堂斜對角的星巴克外面，晚上八點，不見不散。從今天開始，我們要努力克難的鍛鍊自己，改變自己的生活型態，改善自己的健康，打造更自信的人生！

晚上八點，皮卡昌傳了個訊息告訴我他已經全副武裝，準備好要狂奔N圈中正紀念堂了。老實說，我不懂全副武裝的意思，不就運動服和跑步鞋嗎？但一走到星巴克門口，見到皮卡昌的當下，我豁然開朗。

皮卡昌頭上不僅戴著頭帶，仔細看還會看到髮夾，除此之外耳朵掛著運動式耳機，手臂上綁著的運動臂套裡面裝著他的iPhone。還沒結束，他的手腕有運動手環，腳踝有運動腳鍊，全身行頭加一加大概比實習醫生一個月薪水還高。

「我本來想說要不要綁個腰包，這樣還可以放鑰匙和錢。」他邊綁著鞋帶邊說，Nike的跑步鞋新得發亮。

「後來想想好像有點多餘，專心跑步才是重點。」我也這麼認為，而且你身上很多東西都很多餘。

大家都知道跑步是個很挑戰意志力的東西，為了激勵彼此，我們在開始跑步前，約好比較慢跑完三圈的人要請對方喝飲料。

「好，那麼我數到三，我們就開始跑吧！」皮卡昌講解著規則。

「三！啊哈哈哈哈！」皮卡昌甩著一頭爆炸頭，狂笑的往前狂奔。

說真的，我對他的行為一點都沒有感到意外，默默的跟著跑起來。一路上，他邊跑邊回頭奸笑，一臉得意洋洋，直到好一陣子後才停止這種舉動。

別管那白癡了，我照自己的節奏跑就是了。

一、一、二，一、一、二，保持呼吸。

一、一、二，一、一、二，不妙……有點呼吸困難了。

一、一、二，一、二……可惡！怎麼又被超車了？

就這樣，我心中一邊默數著節奏，一邊腦補，一路上每一個人都跑得比我們快，我們連穿著花俏便服的中年大媽都跑不贏，還有阿伯在高速超車我們後，鄙視的朝我們瞥了一眼。再仔細想想，我們到底是怎麼討論出「跑三圈」這種目標的？平常走個兩層樓都會喘了，現在突然要跑六公里，簡直是自找死路。

一、二、一……下腹一直隱隱作痛，算了！懶得數了。

更糟的是，當腦中浮現出上面一長串跑馬燈的想法時，我們連一圈都還沒跑完，而且這時，心中的小惡魔出現了。

「蓋瑞，你要不要切個西瓜？」

「好的小惡魔，我切。」

連天人交戰都沒有，一秒就決定切西瓜。

於是，我決定先慢下腳步，等皮卡昌跑到我前面大約十公尺，轉過頭也看不清楚我的身影以後，我再直接從中正紀念堂側門繞進去走捷徑。沒辦法，六公里太多了，休怪我無情，能少跑幾公尺算幾公尺。而且這樣不僅少跑大半路程，到了最後還有飲料喝，正所謂一石二鳥。

於是，我漸漸放慢腳步，等著皮卡昌跑到我前面後，再一步步的實施我的計畫。哪知道，在我慢下來後，皮卡昌也愈跑愈慢，完全沒有超越我，我們兩人並排前進了一大段路，就此錯過了我預定切西瓜的側門。搞什麼鬼？難道皮卡昌腦中也在想一樣的計畫？真是個骯髒的傢伙。

總共才跑一圈多一點點後，皮卡昌停了下來，開始綁起鞋帶。

「呼……呼哈……綁……一下鞋帶，你先跑沒關係。」他氣喘吁吁的跟我講。我先跑？開玩笑，那我怎麼知道你有沒有偷切西瓜？

「沒關係，我等你。」就這樣，我們兩個都停下了腳步。一停下腳步，才發現不得了，不過短短幾秒鐘，我們跑步健身的熱情已經消磨殆盡，完全不想跑了。好死不死，這一刻我們正好在名店「杭州小籠湯包」的正對面，橘紅色的招牌遠遠的勾引著我們。

於是，原本計畫跑三圈中正紀念堂的我們，在跑了一圈多一點點後，兩個人一起走進了杭州小籠湯包，想偷切西瓜什麼的都不重要了，我們不計前嫌的吃起了小籠湯包。

「太久沒運動了，運動是長久的事，我看我們循序漸進，慢慢增加圈數，這樣才不會對身體造成過大的負荷，也可以避免運動傷害。」吃完湯包與麻辣冬粉後，皮卡昌娓娓道來。

「也是，那我們明天同一時間在同一地點見面？」我問。

「好啊，不見不散。」約好了明天的運動行程，我們心滿意足的解散了。

然而，隔天我們並沒有一起去跑中正紀念堂，我們各自找了一個藉口，並且相約再隔一天再「不見不散」。

最後，無數個「明天」過去了，結局怎麼樣大家都心知肚明。

蓋瑞醫師的OS

特別安排時間去運動對許多人來說並不容易，可以嘗試在自己生活作息中慢慢加入運動習慣，走到捷運站、以腳踏車作為短程交通工具，都是很好的開始，可以偶爾偷懶，但也別太頻繁就是了。

VOL.08

只混到頭髮的混血王子

我的家教故事之一

家教是許多大學生會選擇的打工方式，
不過，除了補貼生活費外，
每一個家教學生也都讓我的人生中，
多了不少奇妙的回憶。

大學期間，我前前後後接了十幾個家教，多虧了這樣的兼差賺外快，我得以遇到了不少奇妙的事情，除了超級霹靂土豪家庭外，最特別的大概就是混血小弟的故事了。

當時我大三，手上有一個家教是想考台大電機的師大附中弟弟賈文青，這個弟弟其實姓吳，我叫他賈文青是因為他每次都在附中網球場門口兩張木桌上假裝在寫詩，邊撥瀏海邊寫散文，筆名叫「忘憂堇」。

「無情的秋雨灑落在臉龐，年華，
身旁的榕樹呢喃著秋語，黃昏，
我望向妳的容，妳的影，妳的美，距離。
或許有一天，妳會聽聞秋風捎來的，我的思，無盡。〈附中斜陽〉，忘憂堇」

賈文青通常都會拿他的新作品給我欣賞，他的作品往往反應了他現在的校園生活與情感的狀態，看完這篇〈附中斜陽〉，不難發現他又在暗戀女生了。

「賈文青啊，以高中生來講，你文筆真的不錯，雖然用詞華麗煞氣了點，不過還算精確就是了。」

「但，你要不要試試看直接告白啊？咦啊？你確定要把這篇直接放進她抽屜？」我不斷地提醒他。

毫無意外的，賈文青一直到畢業，都沒追到那個女生，然後就繼續到台大電機寫詩去了，貫徹始終。總之在賈文青考上台大電機後，他媽媽太過滿意教學成效，所以介紹了一位朋友的小孩給我，正是這篇文的主角。

「蓋瑞啊，我有一個朋友的小孩，現在讀國二啦！他也想讓你幫忙輔導，他的家長人超～好的，請你一定要幫忙！」賈媽媽熱情地介紹著。

「喔！好啊！你們家賈文青上大學後，他的時段正好空著，如果方便的話就試試看吧！」國中的家教大多不用備課，當然是一口答應。

在答應後幾小時，家教媽媽就打電話過來約時間了，家教媽媽人很友善開朗，但中文有個腔調，有時候還需要用英文輔助才能把想講的東西講清楚。就算媽媽是外國人，也嚇不倒我的，要教的弟弟終究還是國中生，OK的啦！

一星期後，我來到了他家的大樓，到了六樓後，深吸一口氣按下了電鈴。電鈴聲後，是匆忙的腳步聲，然後門被大力拉開，一個中年、帶著細框眼鏡的金髮男子豪邁地伸出手，有力的和我握手寒暄，家教媽媽也站在後面開心的對我噓寒問暖。爸爸是德國人，媽媽是留美新加坡人，因為工作帶著小孩來台灣，預計會讓小孩在台灣繼續升高中、讀大學，但由於從來沒想過會來台灣，所以弟弟只會一些他媽媽教他的簡單中文會話，基本上都是講英文居多。

混血王子的一堂課

混血弟弟帶著我到他房間去，坐在書桌前，我稍微和他閒聊了一下。

「哈哈，你中文名字叫宋X達，那你的英文名字是……？」聊天當然要先問好名字。

「Dar**s Ni*col*i Sh**if」混血弟講了一大串字，搭配著強烈的口音，不妙，看來是德文唸法。

「喔！這樣啊，那我以後就叫你阿達好了」雖然阿達這綽號很俗，不過我一心逃避念德文，也管不了那麼多了。

「But you can call me D, if you Want」（不過如果你想要，你可以叫我D）好險，

天無絕人之路，以後叫他D就OK了。

「D，吃過晚餐了嗎？我們最好多練習中文，真的不行才能講英文。」

「好，晚餐我吃過了，吃大享堡。」

蛤？啥鬼？

「The chili dog from 7-11, you know ?」（7-11 辣味熱狗堡，你知道那個嗎）

槓！他在說大享堡！完了，這傢伙連大享堡都沒辦法念對，到底要怎麼在台灣念書？

中文基本會話都七零八落的D，讀美國學校大概是一帆風順，但不知道為什麼，D的媽媽幫他選了一間超填鴨的私立國中，那間國中的教學模式讓人不敢恭維。這間學校，每一科隨時都在超前進度，D的幾乎每一個老師，都常常把「我們已經教到高一了」、「我們進度已經超前其他學校一年半」這種話掛在嘴邊，這些其實是事實，但我相信大部分的學生根本無法負荷這樣的填鴨式趕進度。

D是個認真勤勞的好小孩，上課從不睡覺，因為他覺得睡覺是不尊重台上老師的行為，所以他撐著眼皮把黑板上老師寫下的東西，整齊地紀錄在筆記本上，即便混血的D，中文只會簡單的問答，偏偏卻被爸媽安排到以升學為主的學校裡。

他幾乎都看不懂。

我一看到那些筆記，除了傻眼外，心中更是替這間學校的學生感到同情。國二的D，筆記裡滿滿的都是正餘弦定理這些不屬於國中的數學知識，就算讀數理班都不一定會了，更何況是身為德國新加坡混血兒，在國外長大的D。

這間學校的策略不難理解，用超前的進度去篩選出頂尖、能適應的學生，方便自己貼出學生上建中、北一女、附中的好看榜單，但D這樣的學生就像是陪讀一樣，在學校被迫花費時間和心力追趕那過度超前的進度。不過，數學理化雖然教課內容很病態，但終究還算是全世界的共同科目、有著共同的語言或符號，對D而言，最終的大魔王絕對是國文。

國文考卷全部用猜的就對了

我對D的教學方法一直都很明確，先求弄懂、理解。而在考試方面，由於他光閱讀文字就要超久，所以在考試時只求把看得懂的簡單題目寫一寫就好，其他來不及寫的題目全部用猜的沒關係。考零分都沒關係，反正這間學校那些超前進度的考題，在知識的學習上，就像是一堆高級垃圾。

對於大魔王科目「國文」的期許，我則是希望他能多閱讀來增加語感，考試時就把最後兩篇閱讀測驗寫一寫就好，前面的題目，全部寫B就是了。由於策略很明確，所以在第一次段考後，我預設他國文的成績會很接近二十五分，畢竟他整個答案卷大概全都是B。

「D，來台灣的第一次考試感覺如何啊？」考後我問了他。

「還可以，大部分科目考得比想像中好，除了國文之外。」D開心的笑著回答。接著，他開始告訴我他各科分數，英文九十八分，理化七十分、數學六十分、社會科全部四十至五十分，一整個超乎預期。

「哇不錯耶！看來你的努力都有回報，那麼最難的國文呢？該不會考零分吧哈哈？」

「哈哈沒有啦！其實我國文噢……考了一分啦！哈哈哈哈。」D笑著回覆，並開始在包包裡翻來覆去的要找考卷給我看。當下，我乾笑了幾聲，在心中默默覺得D放的這個梗有夠爛，看來幽默感還有待加強。

想不到，當D拿出他的國文考卷時，定睛一看，右上角大大的用紅筆寫著「1」下方劃著兩條底線。我咧！他竟然不是在開玩笑？還真的考一分！

D的國文考一分真的是非戰之罪，他們段考試題竟然是一百一十題填充題，滿分一百分，每錯一題扣一分，而且題目都是國學常識等需要硬背的東西，十分不友善。雖然說考題讓人憤怒，但看外國人在台灣的病態考卷上寫的答案，還是莫名的充滿喜感。

Q：司馬遷，著述史紀，後人稱其為？

A：小遷。

Q：一飯千金是何人的典故？此人最後輔佐誰開啟一代盛世？

A：司馬遷，司馬遷。

Q：「食之無味、棄之可惜」出自曹軍中何人之語？

A：司馬遷。

就是要司馬遷，整張考卷，只要能填人名的地方一律都硬填司馬遷，非司馬遷莫屬。那麼，大家或許會和我一樣納悶，算一算，D也寫對十一格，他這種寫答案法，到底是如何在這麼硬的填充題中猜對十一格呢？

Q：請標示下面七言絕句平仄譜，「兩岸猿聲啼不住，輕舟已過萬重山」。

A：仄仄仄仄仄仄仄，仄仄仄仄仄仄仄

OK，原因揭曉，全部都仄聲，至少對一半，還好他貫徹了信念這樣作答，要是他認真寫，搞不好一分都拿不到。

幾次的考試，幾乎每一次，不管D多麼努力，他都無法追上同學的進度，也讓他漸漸的灰心起來。D是我最喜歡的家教學生，一來是他真的很成熟穩重，真誠的對待他人，並且無論在課業上多麼的沮喪，他從不想讓他爸媽擔心或感到愧疚，總是笑笑的自我解嘲。

但，對於這樣一個生活態度良好的孩子，雖然我很想幫助他能適應台灣的求學環境，讓他在考試能拿高分，但在我心中，深深覺得台灣的教育在浪費他的時間。他肯付出、肯用心、並尊重生命中的一切，我相信放在各個領域他都能大放異彩，但如果照著他媽媽原先的規畫，他在台灣只會一路考差，花費大量時間在永遠考不好的國文，信心一再受創。

對家長說出真正對學生好的建議

一年後，我鼓起勇氣和他爸媽討論了D的求學規畫，並老實告訴他媽，由於中文這個語言真的太難，我和D其實都用英文在上課，不然根本無法有效率的上課。最後，我堅定的告訴D的爸媽，在台灣求學對D很辛苦，而且如果照著考試的途徑升學，D很難考好。比起來，如果D接受的是更自由的教育，他是個很棒的孩子，可以有很好的發展。

討論過後，他媽媽沉思了一下，並告訴我到底為什麼D會被送到這間私立學校就讀。「其實我們一開始只是因為Djahangir在台灣同事的小孩都讀這間，才幫他選這間學校的，或許我們可以考慮讓他讀其他學校，接受不同的教育。」那串字母是他爸的名字，我之後看D的FB好友才知道怎麼拼的，我也完全忘記怎麼念了。

「不過，讀美國學校或者到美國讀書都好貴啊……哈哈。」D的媽媽繼續苦笑道，並說她會再想想辦法。

我和D的緣份也自此到了一個段落，他媽媽開始積極地幫他尋覓更適合的教育，並在幾個月後，D轉學到中部唸相對便宜的美國學校，並在一年過後，獨自一人到美國讀高中。話說，D雖然身為混血兒，但從外表超級難看出他是混血兒，輪廓上大概是98％的東方臉孔，然後配上一頭微棕的短髮，不知道家世的話，看起來就是個染髮的亞洲人而已。

混血王子後勢看漲

後來，有一天D從臉書上敲了我，告訴我他錄取了哈佛大學，並且在學士後的生涯選擇上，希望能像我一樣，成為醫學系的學生。他說：「感謝你為我作的一切，蓋瑞。」看到那訊息，當下真是鼻頭一酸，感動到想飛去美國跟D擊掌，然後再飛回台灣工作。

我雖然是台灣教育體系的受益者，但我深深認為這樣的教育打擊到了許多人，許多熱情洋溢、認真努力的人。在台灣，升大學時，我們比的是在短短三年中，誰能把考卷上的題目寫得最熟練，並且在一小時內考出最好的成績，以此排名，並且斷言一個人的資質、才能。

但，人生不是只有三年，能力更不是那短短一小時的考試可以呈現的。

或許D沒辦法在考試時寫對三角函數，但他卻願意在下課後的時間，花上一整天研究數學邏輯，有幾個台灣的資優生能做到這件事？或許D的國文連要考三十分都困難重重，但他卻喜歡在休閒的時候，拿起東坡詞，細細品嘗文字，用心感受蘇軾寫詩文時的心境。

在我心中，D的數學是最有潛力的，他的文學造詣也將無與倫比，好啦，在電機系寫詩的賈文青說不定也會很厲害，但D永遠是我最喜歡的學生，那位熱情專注、成熟貼心，只混到頭髮的混血王子。

VOL.09

家教老師兼愛情顧問

我的家教故事之二

家教男孩的感情煩惱，
該怎麼辦呢？
如果家教老師是男生，
那就是一個最好的諮詢對象了。

大學的七年，我全部的家教學生都是國、高中的男生，半個女學生都沒有。想想也還算合理，畢竟要是以後我有女兒，打死我我都不打算請男大學生來幫她家教，開玩笑，簡直跟引狼入室沒什麼兩樣。

兒子和家教哥哥聊天，我覺得很OK，甚至還希望家教哥哥能多聊一點，幫助兒子度過青少年時期的叛逆和徬徨；但如果家教哥哥敢跟女兒討論課本以外的東西，我打從心裡就會覺得這個哥哥是變態，當然是先打斷狗腿再說。

其實我本來也不是這麼古板傳統的人，不過多虧了我身邊男性友人各種猥瑣的行為舉止，讓我對男性的信任又下滑了許多。

曾經，我看著大學同學胸毛康興奮的玩著他新下載的遊戲，以女子高校生為題材的戰鬥遊戲，一坨少女穿著性感服裝，熱情地打著架；我也曾看著大學室友微笑地點開電腦上的資料夾，一片片以女中學生為主角的日本影片後，眼睛眨也不眨的度過一個周末。

而我的臉書好友們，也總會有誰又追蹤了某正妹的粉絲專頁，點了一些比基尼照讚，然後下面就是狐群狗黨們刷一波留言。

「水喔，我也要追蹤個！」

「大哥起飛囉！」

「喔靠，這個穩這個穩！」

總之就是一坨拉庫讚揚卻低俗的用語，雖然說我自己也不是什麼正人君子，每次也是邊看邊癡癡的笑，不過在內心深處，我則暗自慶幸還好生的是兒子。古人曾說過：「食色性也」，男人們的猥瑣更是不在話下。總而言之，大部分的家長或許都經歷過我這樣的思考過程，連帶的也讓我從來沒遇過女學生，我的家教學生清一色是國、高中的少年。

形象才是一切啦

我真心覺得，對這批血氣方剛的少年郎來講，出門在外讀書什麼的根本不重要，在異性眼中的樣子才是他們內心最在意的東西。舉手投足，所作所為，都是為了營造自己心目中理想的形象，假掰的在路上寫詩、認真讀書考好成績、穿著帥氣球鞋邊走路邊把玩籃球……都是如此。

所以，和他們互動與教學，重點之一就是要和他一起刻畫出他想呈現出的形象，他希望自己是什麼樣的人，一起朝那個方向去努力。講好聽一點是為了豐富他自己的人生，點綴他的夢想藍圖；講白了就是要讓他追求自己喜歡的人時，成功率可以Up！Up！

有人可能會覺得我太膚淺了，怎麼可以一竿子打翻一船中學生咧？但是不能否認的是，當然也是有少數的清流學生真心的在經營自己的理想，但只有真正接觸過男人的圈子，你才能參透那深不見底的黑暗。總之，我這樣一竿子打下去，大概八成被打翻的中學生都不是清白的。

少年阿賢的煩惱

阿賢，身高一百八十公分、體重八十公斤，家住敦化南路屋齡十五年大樓，就讀延平高中，長得像戴粗框眼鏡的陳漢典，無前科無不良嗜好，是我大三那年接觸到的家教學生。

身為年輕氣盛的高中生，又就讀男女混校，阿賢自然也沒讓我失望，在頭幾次的上課，我就發現他手機偶爾會「叮」的一兩聲，然後出現LINE的訊息通知。每次手機一響，阿賢的眼神總忍不住飄向手機螢幕，然後他的嘴角就會出現一抹神祕的微笑。接著，阿賢就會藉故裝做不會題目，並趁我拿起筆寫算式畫圖講解時，快速地回個訊息或貼圖給對方，再若無其事的聽我講課。

看來，阿賢終究是個跟我一樣的凡人，被費洛蒙驅動著的雄性個體，而且阿賢總覺得自己掩藏得很好，家教葛格都不知道他在和女生聊天，天真，真是天真。

首先，他的行為實在是太明顯了，用膝蓋想都知道他在和妹子聊天；二來，坐他隔壁的家教葛格，可是在骯髒的男人圈中打滾多年的資深肥宅，江湖人稱千里眼蓋瑞。基本上，他每一次的LINE通知，我大概是都沒有漏掉，而且，我還知道和他互動的每個女生ID，什麼「要堅強」、「多喝水」的，每一個都很中二，而且都沒能逃過我猥瑣迅速的眼睛。

「多喝水：欸你在幹嘛？」

「多喝水：？？」

「多喝水：我跟你講我快瘋了……」

阿賢不知道，他的家教葛格什麼不會，就這種變態的勾當最專精。不過，我還是有良心道德的，雖然偷窺很好玩，不過幾次之後，我還是跟阿賢攤牌，告訴他我認真的發漏了他的每一次LINE互動。想當然，阿賢嚇了一大跳，起初還心懷存疑，直到我背誦「多喝水」給他的LINE訊息以及他們聊天的進度，他才徹底的相信。

我自然沒有給阿賢任何壓力，也向他保證我絕對不會跟他爸媽告狀，畢竟說實在的，要求小孩斷絕讀書以外的活動，實在是很不OK，尤其是這種出於本性的事情。看到我比想像中的還要開明，阿賢自然是喜出望外，這種時候，當然就是要順水推舟，來和他一起討論「他想呈現的形象」，並且給予他建議，告訴他要兼顧高中課業與他想維持的校園生活時，有哪些有效率的方式。

往往這樣的溝通，不僅能讓學生減少對於課業的排斥，也能讓他們在每一天的校園生活中多一點笑容，更重要的是，我也可以繼續追蹤他和女生的LINE訊息了，一舉多得，水啦！

「阿賢，你啊，想讓別人覺得你是什麼樣的人？」我蓋上課本問道。

「很會聊天？很會讀書？很有某方面才華？都可以，也可以複選噢！」看阿賢沉默不語，我給了他幾個選項。

「或者，你有沒有覺得誰很酷，覺得跟他一樣應該不錯？」終於，在我百般提問後，阿賢有了一個答案。

「跟你一樣，我覺得還不錯。」阿賢說。

一開始，我還以為我聽錯了，但看著阿賢用他的漢典眼誠懇地盯著我，我意識到他是認真的。

我終究是個虛榮、膚淺的人類，發現阿賢是認真的後，我在心裡暗爽了一下，清清喉嚨，挺起胸膛，準備和他一起釐清，究竟我呈現了哪些他期待、欣賞、甚至崇拜的形象呢？

「不至於吧，阿賢，為什麼你想成為我這樣的人呢？」嘴巴上當然是先謙虛一下，拋磚引玉等他開始誇獎我。

「你……應該……交過很多女朋友吧？」第一個問題是這個。

「哈哈，這倒是沒有耶，我以前很認真讀書，然後大一交個女朋友，一路走到現在。所以，還有什麼地方想和我一樣的嗎？」我也非常誠懇地回答阿賢。

「唔……嗯……」阿賢一臉愁容。

看著他苦苦思索想和我一樣的原因，我赫然發現我對他期望太高了。本來期待他講出一堆優點，多多益善，想不到這傢伙竟然想到一點後就詞窮了，而且唯一的那一點還是錯的。

少年阿賢的真心話

「我媽媽跟我說，你讀醫學系，很會把妹的。」阿賢不死心，再次跟我確認。

馬的，阿賢媽媽亂講，改天應該帶她認識台大醫的剩殿騎士團，規模之大絕對遠遠超過她的想像。

「看PTT說，醫學系追正妹都超輕鬆的。」阿賢繼續補充。

又是一個錯誤的觀念，大家都是看到少數的個案，而且通常都是那少數的人三番五次的和一個個正妹交往，像醫界王陽明那種。大家沒看到的，是在陰影中蹣跚前行，不知愛情為何物的醫學系魯蛇團。

阿賢倒是挺直接的，現階段的人生目標，他說，只要能在高中時追到一個正妹就可以了，不用是同校的，也不必是高中生，國中妹也不錯，阿賢胃口很大的。只能說，阿賢大概是被費洛蒙沖昏頭了，滿腦正妹和交女朋友，雖然錯不在他，但我覺得，我還是有些想和阿賢分享的愛情觀。

「阿賢，你要知道啊，感情這種東西，對方正不正或帥不帥，並不重要，和他在一起快不快樂才是你的最大考量。」我以過來人的身分告訴阿賢。雖然現在外表的保存期限愈來愈長，但總有一天，鏡子裡的外貌終究難逃年華的老去。

在人生的後半段旅程，我相信看著白髮蒼蒼的伴侶，心中在意的不會是她的外表，而是過往兩人的身影，一起牽手走過的小巷，一起笑著聊天的回憶。當有一天，世界末日來臨時，你會想和誰一起面臨人生的盡頭？是那和你攜手走過風雨走過泥濘的女孩，還是那讓你驚豔無比的超級正妹？當你生活失意時，你撥出一通電話想找人聊聊，會希望是那總是傾聽、總是溫柔的女孩接聽，還是你素不相識，但極其美麗的正妹？

我相信，阿賢有一天，會遇到一個女孩，她不一定是正妹，但阿賢和她在一起會很自在、很有自信、很快樂。常常大家會對正妹和不帥男的組合頗有微詞，把這樣的感情和物質金錢做連結，但誰又知道，說不定和那個不帥男在一起的每一天，正妹都過得比億萬富翁還快樂，不是嗎？

在發表我落落長的愛情講座時，我有一瞬間甚至鼻頭一酸，夭壽，要被自己感動到哭了。並且，在我的醍醐灌頂後，阿賢陷入了沉思，看來我佛蓋瑞又感化了一位有緣人了。

「那所以，你的女朋友是不是正妹？」在師父開示後，阿賢問了這個問題。

糟糕，好像被阿賢反將一軍了，如果回答「是」，那麼我才剛發表完的演講就完全失去說服力了，但，應該不可能有男人敢回答另一個答案吧？

VOL.10

醫學系到底在幹嘛

事實可能不是你想的那樣

每個科系都有相對應的刻板印象，
外人對醫學的想像不外乎學業繁重，
工作占據大量生活時間，異性緣遠遠比應有的還好。
對於我們的大學生活，其實在課業外也是多采多姿，
大學生該幹的瘋狂勾當大概也不會少。
至於女朋友交不完這點嘛……
就讓我們的剩殿騎士團來現身說法囉！

念了醫學系之後，不論是其他科系的朋友、親戚或者是鄰居，都對我們的學業充滿好奇。各種問題頻頻出現，醫學系的課業會不會很重？有沒有人讀書讀到暴斃？會不會有人一看到血就暈倒？大家對醫學系的七年充滿了種種好奇與想像。網路流傳一篇號稱是台大醫學系學生的文章，只要上網搜尋「一位台大醫師的告白」就可以看到原文。這篇文章，講到了讀台大醫學系的悲情，內容真的是嚇死人。

考上台大醫學系後，每天只睡五小時的用功讀書，結果考試還是不及格，只好每天再少睡一點。

考上台大醫學系後，花在課業的時間讓他完全沒辦法維持和女朋友的感情，女朋友劈腿了半年，他還不知道。

當上住院醫師後，每天忙病人忙到沒空吃飯，沒空回老家，把身體都弄壞了後，才發現薪水比載瓦斯CP值還低。

整篇文字字血淚，控訴著台大醫學系的悲劇人生。說真的，這篇文我看得一頭霧水，除了住院醫師的部分還算貼切外，其他的都像是在看八點檔。

鄰居大媽的第一波攻勢

我們家鄰居有一個大媽，退休後每天就是逛東門市場，到處閒話家常聊八卦。而在那篇文章廣被轉發後的幾天，果不其然，這位大媽就上門來按門鈴了。「叮咚。」一打開門，映入眼裡的是大媽那殷切的臉，以及一條巨大的絲瓜。

「唉唷，蓋瑞喔，這條絲瓜我買好便宜柳，阿姨想說買來給你吃啦！」她每次都這樣，有求於人或者想強勢地找人聊天的時候，就會帶著一條絲瓜或者一顆南瓜，直搗黃龍。

「唉唷喂，啊你怎麼黑眼圈那麼重？」才客套一句，大媽馬上開始鋪梗，進入套八卦模式。

「學校課業很重齁，你們讀台大醫很辛苦，阿姨都知道啦！」大媽果然一出口就在套話。

「有沒有什麼阿姨可以幫忙的盡量講，和女朋友還好吧？」大媽繼續追問。

雖然阿姨帶的絲瓜真的又粗又漂亮，無奈我的大學生活平淡無奇，風平浪靜到就算給我想一整天，我應該還是想不出要訴什麼苦。

「謝謝阿姨的絲瓜和關心，我讀得還好。」語畢，阿姨皺了皺眉，顯然真的不太滿意。

「啊你黑眼圈怎麼那麼重？每天都讀到幾點啊？」大媽不死心繼續挖。

「平常比較沒在讀，不過考試前幾天會熬夜讀比較晚。」我回答著和全世界大多數大學生一樣的答案。

想當然，大媽覺得我在唬爛，而且她始終堅持我有厚重的黑眼圈。但，薑還是老的辣，她也不囉嗦，直接開始跟我講她聽聞的台大醫學系生活。基本上，就是幫我把「一個台大醫師的告白」這篇文章複習一遍，只不過大媽為了讓講話聽起來比較有說服力，把主角改成了她朋友的兒子。滔滔不絕的講完後，大媽又再次探聽我身邊是否有類似的故事。

完全沒有，真心不騙。回過頭來看那篇文章所呈現的醫學系生活，深深覺得那樣悲慘荒謬的故事，大概是萬中選一的人，才會經歷到。

醫學系的同學跟其他大學生都一樣啊

系上的同學，就和普通的大學生沒什麼兩樣，有人每天讀書，有人每天打混，考試前也是全班哀聲連連。有時候，考卷上的題目真的會難到讓人想用絲瓜打教授的頭，不過被留級的人也是少數。並且就我的觀察，會留級的人全部都不是拚命苦讀、犧牲睡眠還不及格的人，多是因為其他因素而選擇留級這條路。

讀醫學系和大家想像的並不一樣，不用聰明絕頂，不用每天苦讀，也不用讀書讀到暴斃。只要有足夠的自制力，肯自我要求準備好考試，要從醫學系畢業、考過國考都不成問題。

之前遇過學弟抱怨說，他每次上課都有到，每次考試都讀得得要死要活，最後還是都不及格。然而，真相是他每次上課都帶 iPad 去滑一整節，有去上課大概等於沒去。除此之外，每天回宿舍都瘋狂打線上遊戲到凌晨，就連考試前一天也不例外，根本都沒在讀書，卻總是無獨有偶的在每次考差後，在網路上告訴大家他讀得多努力卻都沒獲得回報。每個人都會抱怨，但那些悲觀消極，並且總是在訴說悲情淒涼故事的人，不論把他放到哪一個科系，還是註定會有滿滿的負能量。

醫學生涯的確累人，要學的東西也很多，但看看現在的環境，我看無論哪一條路都很辛苦。各行各業勢必都會在人生中面臨許多犧牲，但我們並不是沒有選擇餘地。當醫生有很多種方法，每一種都有它的優點跟缺點，畢竟魚與熊掌不可兼得，要選擇哪一種方法還是端看自己的選擇。

網路上對於醫學系的討論，除了繁雜沉重的課業這種刻板印象外，還有一個我深深覺得，必須要跳出來澄清的刻板印象。「考上醫學系，女朋友換不完。」這是高中老師常常傳達的錯誤觀念。女人緣這種東西，還是和人比較有關，真正的高手是不需要考上醫學系來讓自己交到女朋友的。考上醫學系，絕對不是交女朋友的保證，我們皮卡昌已經證明這一點，他的努力自然不在話下。

除了他之外，我也有幾位同學和學長，在考上醫學系後的七年，即便處處打探，該參加的聯誼也沒有少過，卻每一次都沒能交到女朋友。每次都被喜歡的女生打槍，每次都被大家揶揄是「剩男」，久而久之，幾年下來，也逐漸適應了這樣的模式，也漸漸對自己的「剩男」身分產生了認同感。

於是，他們組成了剩殿騎士團，專門糾正大眾對醫師女人緣好的刻板印象。當又有哪個醫生因為私生活不檢，被用放大鏡丟到媒體上檢視時，出現「醫生女人換不完」這樣的留言時，我就會看到那批熟悉的ID，在下面義憤填膺的留言。

「馬的，我台大醫讀七年，一個女朋友都沒交過啦！」

「我現在主治醫師第六年，單身第三十六年啦！」

「我統計過，台大醫在我畢業時，這七年跟我一樣的剩男有十八個啦！」

依照剩殿騎士們的身分和資歷，理論上應該是充滿說服力才對，但想不到，不論他們怎麼努力，類似的刻板印象言論仍一而再的出現，也讓剩殿騎士團要頻繁的出征。或許哪一天，你們也能從新聞下面的留言中，找出那些潛藏於各大醫院，默默守護著大家的剩殿騎士們。

蓋瑞醫師的OS

有些科系看似順遂的路上，其實也充滿著風風雨雨，希望能為大家揭開我們生活的面紗，讓大家知道，我們到底都在幹嘛！

醫學系在幹嘛？

笑中帶淚的超狂醫界人生

作　　者　蓋瑞醫師
編　　輯　徐詩淵
校　　對　徐詩淵、林憶欣
封面設計　劉旻旻、劉錦堂
美術設計　劉旻旻

發 行 人　程顯灝
總 編 輯　呂增娣
編　　輯　吳雅芳、簡語謙
　　　　　洪瑋其、藍匀廷
美術主編　劉錦堂
美術編輯　吳靖玟、劉庭安
行銷總監　呂增慧
資深行銷　吳孟蓉
行銷企劃　羅詠馨
發 行 部　侯莉莉
財 務 部　許麗娟、陳美齡
印　　務　許丁財

出 版 者　四塊玉文創有限公司

總 代 理　三友圖書有限公司
地　　址　106 台北市安和路二段二一三號四樓
電　　話　(02) 2377-4155
傳　　真　(02) 2377-4355
E－mail　service@sanyau.com.tw
郵政劃撥　05844889 三友圖書有限公司

總 經 銷　大和書報圖書股份有限公司
地　　址　新北市新莊區五工五路二號
電　　話　(02) 8990-2588
傳　　真　(02) 2299-7900

製版印刷　卡樂彩色製版印刷有限公司
初版一刷　二〇一八年五月
一版八刷　二〇二一年八月
定　　價　新台幣三五〇元
ＩＳＢＮ　978-957-8587-22-9（平裝）

◎版權所有・翻印必究
書若有破損缺頁 請寄回本社更換

國家圖書館出版品預行編目 (CIP) 資料

醫學系在幹嘛？笑中帶淚的超狂醫界人生 / 蓋瑞著. -- 初版. -- 臺北市：四塊玉文創, 2018.05
面；　公分
ISBN 978-957-8587-22-9(平裝)

1. 醫學 2. 文集
410.7　　107006067

SANYAU
http://www.ju-zi.com.tw
三友圖書
友直 友諒 友多聞

廣	告	回	函
台北郵局登記證			
台北廣字第2780號			

地址：　　　縣/市　　　鄉/鎮/市/區　　　路/街

段　　　巷　　　弄　　　號　　　樓

SANYAU

三友圖書有限公司 收

SANYAU PUBLISHING CO., LTD.

106 台北市安和路2段213號4樓

SANYAU
三友圖書
讀書俱樂部

「填妥本回函，寄回本社」，即可免費獲得好好刊。

粉絲招募歡迎加入

臉書／痞客邦搜尋

「四塊玉文創／橘子文化／食為天文創

三友圖書－微胖男女編輯社」

加入將優先得到出版社提供的

相關優惠、新書活動等好康訊息。

四塊玉文創×橘子文化×食為天文創×旗林文化

http://www.ju-zi.com.tw

https://www.facebook.com/comehomelife

【黏貼處】對折後寄回，謝謝。

親愛的讀者：
感謝您購買《醫學系在幹嘛：笑中帶淚的超狂醫界人生》一書，為感謝您對本書的支持與愛護，只要填妥本回函，並寄回本社，即可成為三友圖書會員，將定期提供新書資訊及各種優惠給您。

姓名________________ 出生年月日________________
電話________________ E-mail ________________
通訊地址________________
臉書帳號 ________________ 部落格名稱________________

1 年齡
□ 18 歲以下 □ 19 歲～ 25 歲 □ 26 歲～ 35 歲 □ 36 歲～ 45 歲 □ 46 歲～ 55 歲
□ 56 歲～ 65 歲□ 66 歲～ 75 歲 □ 76 歲～ 85 歲 □ 86 歲以上

2 職業
□軍公教 □工 □商 □自由業 □服務業 □農林漁牧業 □家管 □學生
□其他 ________

3 您從何處購得本書？
□網路書店 □博客來 □金石堂 □讀冊 □誠品 □其他 ________
□實體書店 ________

4 您從何處得知本書？
□網路書店 □博客來 □金石堂 □讀冊 □誠品 □其他 ________
□實體書店 ________ □ FB(三友圖書 - 微胖男女編輯社)
□三友圖書電子報 □好好刊 (雙月刊) □朋友推薦 □廣播媒體 ________

5 您購買本書的因素有哪些？（可複選）
□作者 □內容 □圖片 □版面編排 □其他 ________

6 您覺得本書的封面設計如何？
□非常滿意 □滿意 □普通 □很差 □其他 ________

7 非常感謝您購買此書，您還對哪些主題有興趣？（可複選）
□中西食譜 □點心烘焙 □飲品類 □旅遊 □養生保健 □瘦身美妝 □手作 □寵物
□商業理財 □心靈療癒 □小說 □其他 ________

8 您每個月的購書預算為多少金額？
□ 1,000 元以下 □ 1,001 ～ 2,000 元 □ 2,001 ～ 3,000 元 □ 3,001 ～ 4,000 元
□ 4,001 ～ 5,000 元 □ 5,001 元以上

9 若出版的書籍搭配贈品活動，您比較喜歡哪一類型的贈品？（可選 2 種）
□食品調味類 □鍋具類 □家電用品類 □書籍類 □生活用品類 □ DIY 手作類
□交通票券類 □展演活動票券類 □其他 ________

10 您認為本書尚需改進之處？以及對我們的意見？
____

感謝您的填寫，
您寶貴的建議是我們進步的動力！

【黏貼處】對折後寄回，謝謝。